VERONIKA HARMS

GLOBULI von A bis Z

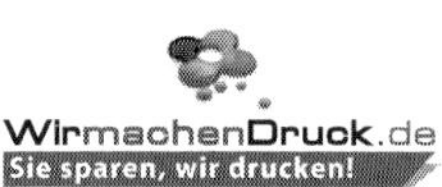

Alle Ratschläge in diesem Buch wurden vom Autor und vom Verlag sorgfältig erwogen und geprüft. Eine Garantie kann dennoch nicht übernommen werden. Eine Haftung des Autors beziehungsweise des Verlags für jegliche Personen-, Sach- und Vermögensschäden ist daher ausgeschlossen.

Email: info@edition-jt.de
www.edition-jt.de

JT Handels UG
Berumer Str. 44
26844 Jemgum

Inhalt

Über die Kraft der Globuli 1

Globuli – eine natürliche und vielseitige Alternative für die Heilung ... 2

Back to the roots: Herkunft und Geschichte der Globuli 7

Homöopathisch behandeln – die sanfte Heilweise 9

Homöopathie und Schulmedizin – eine sinnvolle Verbindung und Alternative 9
Die drei Säulen der klassischen Homöopathie 11
Potenzen und Ihre Bedeutung 12
Aufbewahrung und Kauf – das sollten Sie wissen 14
Einnahme und Darreichungsformen – so wenden Sie Globuli richtig an ... 14
Neben- und Wechselwirkungen: darauf sollten sie achten 18
Wirkung – das bezweckt die Einnahme von Globuli in unserem Körper ... 19
Leitsymptome und Ihre Bedeutung für die homöopathische Behandlung 19

Globuli von A bis Z: Einsatzbereiche und Anwendungsgebiete 21

Praxistipps für die Einnahme von Globuli bei Kindern 129

Über die Grenzen der Homöopathie 172

Bonus 1: FAQ-Globuli 174

Bonus 2: Diese Globuli sollten Sie in der Hausapotheke haben 176

Natürlich heilen 179

Über die Kraft der Globuli

Wenn wir uns heutzutage einmal ein wenig in unserem eigenen Leben umschauen, können wir doch sehr schnell feststellen, dass Hektik und Stress unseren Alltag dominieren und häufig davon abhalten, zur Ruhe zu kommen und dem Körper genügend Entspannungszeiten zu gewähren. Die ersten Anzeichen von zu viel Stress sind meistens Müdigkeit, Erschöpfung und auch Gereiztheit. Ignorieren wir diese Anzeichen, tritt unser Körper mit uns in Kommunikation in Form von körperlichen Beschwerden, Symptomen und auch Krankheiten. In den allermeisten Fällen wird nun zu Medikamenten gegriffen, um die Krankheit zu bekämpfen. Symptome können zwar somit vermeintlich entfernt werden, was in Wahrheit jedoch passiert, ist, dass diese nur unterdrückt werden und zu einem späteren Zeitpunkt erneut auftreten. Parallel kann es noch zu Nebenwirkungen kommen, die weitere neue Beschwerden auslösen.

Doch was ist, wenn die Natur bereits alles zur Verfügung stellt, um Symptome und Beschwerden zu lindern und gar zu heilen? Wenn es Wege gibt, die inneren Selbstheilungskräfte zu aktivieren und zu entfachen und so auf natürlichem Wege eine Heilung zu erzielen? Genau hier kommt die Homöopathie ins Spiel.

Homöopathie ist in der Lage, die Selbstheilungskräfte zu entfachen und zu unterstützen, um einen gesunden Zustand des Körpers wiederherzustellen.

In diesem Ratgeber geht es darum, Sie mit in die Welt der Homöopathie zu nehmen, Ihnen tiefe und weitreichende Einblicke zu geben, sodass Sie am Ende das notwendige Basiswissen besitzen, kleinere Alltagsbeschwerden bei sich und Ihrer Familie mithilfe dieser großartigen Methode selbstständig zu behandeln.

Globuli – eine natürliche und vielseitige Alternative für die Heilung

Denken wir an den Begriff Homöopathie, so assoziieren wir diesen meist mit den beliebten kleinen, weißen Kügelchen mit dem lateinischen Namen „Globuli".

Die Begeisterung an der Homöopathie wächst unaufhörlich und ist mit die am meisten angewendete Heilmethode, denn die positiven Aspekte dieser Therapieform sind nahezu einmalig. So wird der Körper als Ganzes betrachtet und nicht auf ein einziges Symptom reduziert. Durch eine sachgerechte Anwendung ist die Homöopathie frei von Nebenwirkungen, während der Körper seine Selbstheilungskräfte aktiviert.

Exkurs: Homöopathie

Die Homöopathie ist eine Alternativmedizin, die auf dem Prinzip beruht, „Ähnliches mit Ähnlichem", zu Latein „Simila similibus curentur", zu behandeln, und wurde im Jahre 1800 von einem Arzt, namens Christian Friedrich **Samuel Hahnemann** (1755 bis 1843) legitimiert.

Dieser Leitsatz bedeutet, dass die Symptome und Beschwerden eines Patienten nur mit dem Mittel gelindert und geheilt werden können, welches bei gesunden Menschen genau diese Symptome hervorruft und erzeugt.

Beispiel:
Bei Fieber ist das Homöopathikum Belladonna ein gängiges Mittel, dieses könnte jedoch bei gesunden Menschen, ohne vorherige hohe Körpertemperatur, Fieber auslösen.

Die Brennnessel verursacht kleine Bläschen und Verbrennungen. In der Homöopathie wird sie verarbeitet als Heilmittel „Urtica urens" und bei kleineren Verbrennungen und Juckreiz eingesetzt.

Bei Schnupfen fließt aus der Nase ein scharfes und wundmachendes Sekret, die Augen tränen und brennen. Das Mittel der Wahl ist Allium cepa, die Küchenzwiebel, welche genau diese Symptome bei einem Gesunden auslöst. Denken Sie bei der Einnahme einmal an das Schneiden einer Zwiebel.

Da es in der Homöopathie darum geht, den Menschen als Einheit von Körper, Geist und Seele, also in seiner Ganzheitlichkeit, zu betrachten und eine individuelle Therapie, abgestimmt auf die Krankheitssymptome und Charaktereigenschaften, zu erzielen, ist eine ausführliche Anamnese von besonderer Bedeutung, um das passende homöopathische Mittel zu finden. Es geht darum, die Ursache einer Erkrankung festzustellen und zu behandeln, denn bei einer symptomatischen Behandlung können die Beschwerden unter Umständen zu einem späteren Zeitpunkt erneut auftreten, da Ursachen nur unterdrückt wurden. So werden beispielsweise drei verschiedene Patienten mit denselben Symptomen, oftmals mit drei unterschiedlichen Mitteln, therapiert, da durch die Gesamtbetrachtung des Menschen differenzierte Hintergründe (sowie möglicherweise unterschiedliche Erkrankungen) herrschen.

Folgende Faktoren sollten bei einer Anamnese berücksichtigt werden:
- die Qualität und Art der Beschwerden
- Wann sind die Beschwerden das erste Mal aufgetreten?
- Ereignisse und Lebensumstände
- Welche Ursachen erzielten eine Besserung beziehungsweise eine Verschlechterung?
- die seelische Verfassung (depressiv, weinerlich, ruhig, traurig, gute Laune)
- Charakter
- Krankheiten im früheren Alter
- Krankheiten innerhalb der Familie

Durch die Antworten der Anamnesefragen kann ein individuelles Krankheitsbild erstellt, ein dazu passendes Mittel gefunden und mithilfe der Homöopathie der Körper wieder ins innere Gleichgewicht gebracht werden.

Wie bereits erwähnt, handelt es sich bei Globuli um Streukügelchen und diese sind in homöopathischer Darreichungsform, aufgrund ihrer Beliebtheit, weit verbreitet. Bei der Herstellung von Globuli sind die Ausgangsstoffe, die die Eigenschaften eines jeden einzelnen Mittels charakterisieren, meist pflanzlicher Herkunft. Doch auch mineralische und tierische Stoffe finden Anwendung:

- Pflanzen, beispielsweise Arnika (echte Arnika oder Bergwohlverleih), Bryonia (weiße Zaunrübe) und Belladonna (schwarze Tollkirsche)
- Mineralien: Cuprum metallicum (Kupfer), Calcium carbonicum (Kalk) und Aurum metallicum (Goldpulver)
- Tierische Inhaltsstoffe: Apis mellicia (Honigbiene), Lachesis (Gift der Buschmeisterschlange) und Propolis (Kittharz der Biene)

Es gibt nicht nur eine homöopathische Darreichung in Form von Globuli, sondern auch Dilutionen (flüssige Mittel), Tabletten, Salben und Tinkturen.

Die Herstellung der Globuli unterliegt sehr strengen Vorschriften, welche im Homöopathischen Arzneibuch (HAB) festgehalten sind. Jeder einzelne Ausgangsstoff enthält eine exakte Beschreibung, sodass die Qualität und Wirksamkeit gesichert ist.

Die Kügelchen bestehen aus Kristallzucker und werden bei der Verarbeitung mit mindestens 60 % Alkohol als flüssiger Wirkstoff imprägniert. Voraus geht eine **Mazeration**, um die Urtinktur als Basis aller weiteren Herstellungsschritte zu erzeugen.

Definition: Mazeration
Unter einer Mazeration versteht man ein Wasser- und Alkoholgemisch, in dem Heilpflanzen und ihre Bestandteile etwa 10 bis 30 Tage eingelegt und danach ausgepresst werden, um dadurch die Urtinktur zu erhalten.

Ist die Urtinktur hergestellt, folgt die Potenzierung, die mithilfe von verschiedenen Wasser-Ethanol-Verdünnungen verschüttelt wird. Dieser flüssige Wirkstoff wird, wie bereits erwähnt, Dilution genannt und findet teilweise selbst schon als homöopathisches Heilmittel Anwendung. Mehr zum Thema Potenzierung lesen Sie in Kapitel **Potenzen und ihre Bedeutung.**

Ist die Potenzierung abgeschlossen, folgt im weiteren Verlauf die Imprägnation, welche in einem sogenannten Dragierkessel, also einem schräg montierten Kessel, stattfindet und bei welcher durch Rotation jedes einzelne Kügelchen mit der heilenden Tinktur benetzt wird. Bevor die Globuli in die jeweiligen Abgabegefäße gefüllt werden können, müssen diese vollkommen trocken sein und nicht aneinanderkleben. Zu diesem Zeitpunkt weisen die Kügelchen keine Rückstände mehr von Alkohol auf. Im letzten Schritt werden die Kügelchen in ein Braunglas abgefüllt. Dieses bietet den Globuli Schutz vor direktem Licht.

Globuli werden heutzutage von vielen Menschen zur Selbstbehandlung angewendet, um die verschiedensten kleineren Alltagsbeschwerden zu behandeln. Die Einsatzgebiete sind vielfältig, so gibt es etwa 2000 anerkannte Wirkstoffe in der Homöopathie, welche Anwendung bei akuten und chronischen Krankheiten, aber auch **miasmatischen Belastungen** finden.

Definition: Miasmatische Belastung
Miasma kommt aus dem Griechischen und bedeutet Befleckung und Unreinheit. Hierzu zählen Erbanlagen wie Psora (Krätze), Gonorrhoe (Tripper), Syphilis und Tuberkulose, die jeweils zur Ausbildung selbiger Erkrankung führen können. Damit ist weniger eine akute Erkrankung gemeint, sondern vielmehr die Weitergabe dieser vier Erbkrankheiten über Generationen hinweg. Nach Hahnemann und auch nach homöopathischem Verständnis sind die Krankheiten der eigentliche Auslöser für eine Krankheitsneigung und auch für die seelische Verfassung. Durch eine vererbte Störung, also eine miasmatische Belastung, ist die Lebensenergie reduziert und folglich ist diese auch eine der Ursachen für auftretende Krankheiten, da die Selbstheilungskräfte minimiert sind.

Zu den häufigsten Beschwerden, die sehr gut durch homöopathische Mittel behandelt werden können, gehören:

- Insektenstiche
- Übelkeit, Erbrechen und Bauchweh
- Entzündungen in Hals-, Nasen- und Ohrenbereich
- Prellungen und Verletzungen
- Allergien
- Unruhe und Angstzustände
- Kopfschmerzen
- Rückenprobleme
- Schlafstörungen
- Bronchitis
- Depressionen
- Durchfall
- Rheuma
- Grippe
- Atemwegsinfekte
- Menstruationsbeschwerden und Zyklusstörungen

Die Homöopathie lässt sich in drei Richtungen unterteilen:
- die klassische Homöopathie,
- die klinische Homöopathie sowie
- die homöopathischen Komplexmittel.

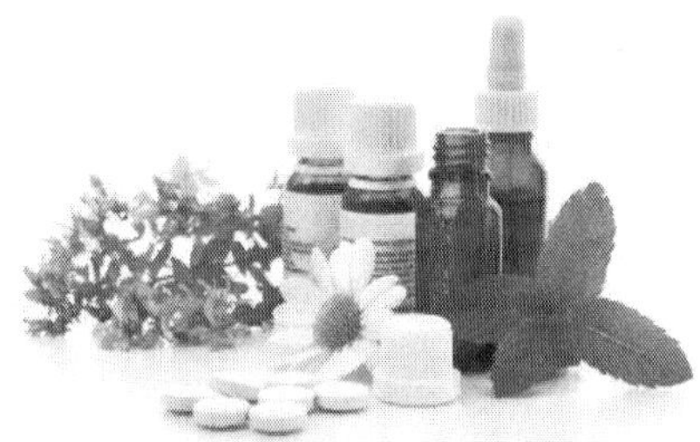

Die **klassische Homöopathie** verlangt, dass nach den Regeln Hahnemanns behandelt wird, das heißt, die Gabe eines nur einzigen Mittels gegen eine Erkrankung, welches in der Arzneimittelprüfung geprüft wurde. Mehr zur Arzneimittelprüfung erfahren Sie im Kapitel **Die drei Säulen der klassischen Homöopathie**. Dem Geistes- und Gemütszustand kommt eine besondere Bedeutung zu, denn der gesamte Organismus wird geheilt.

In der **klinischen Homöopathie** wird sich vor allem auf das erkrankte Organ und die Diagnose konzentriert und das Leiden wird mit bestimmten Indikationen behandelt, welche sich in ihrer Wirkung besonders bewährt haben. Die Gesamtheit der Symptome und die Ursache stehen hierbei weniger im Fokus.

Die homöopathischen Komplexmittel sind zusammengesetzte Mittel, also Kombinationspräparate mit mehreren homöopathischen Heilwirkungen. Ins Leben wurden sie von dem Pastor Emanuel Felke (1856-1926) gerufen. Nachdem dieser zunächst die klassische Homöopathie von Hahnemann erworben hatte, wandelte er sie nach vielen Jahren während seiner Praxiszeit ab und fügte Einzelmitteln noch weitere Mittel hinzu, welche zum Krankheitsbild seiner Patienten passten.

Die Substanzen der Komplexmittel beziehen die gesamte Konstitution eines Menschen ein und darüber hinaus auch bestimmte Organstrukturen sowie gemeinsam auftretende Beschwerden.

Beispiel:
Zur Behandlung von Atemwegserkrankungen enthalten Komplexmittel mehrere Wirkstoffe, welche auf die Atemwege ausgerichtet sind und sich zudem noch in ihrer Wirksamkeit unterstützen.

Komplexmittel zählen demnach nicht zur klassischen Homöopathie im Sinne Hahnemanns.

Auf einen Blick:

- Globuli sind eine Darreichungsform aus der Alternativmedizin.
- Der Begründer der Homöopathie ist der deutsche Arzt Christian Friedrich Samuel Hahnemann.
- Das Grundprinzip lautet, „Ähnliches mit Ähnlichem“ zu behandeln.
- Etwa 2000 verschiedene Wirkstoffe sind mittlerweile in der Homöopathie anerkannt.
- Die Richtungen der Homöopathie sind die klassische Homöopathie, die klinische Homöopathie und die homöopathischen Komplexmittel.

Back to the roots: Herkunft und Geschichte der Globuli

Im Allgemeinen ist das Jahr 1796 das Geburtsjahr der Homöopathie, denn der deutsche Arzt Samuel Hahnemann veröffentlichte seine grundlegenden Gedanken über die neue Heilmethode, die Homöopathie, nach langer und intensiver Forschung in der medizinischen Fachzeitschrift „Hufeland Journal".

Samuel Hahnemann wurde 1755 in Meißen geboren und schloss 1779 sein Medizinstudium, welches er sich als Übersetzer finanzierte, erfolgreich ab. Zu diesen Zeiten gehörten Heilmethoden wie der **Aderlass**, Brech- und Abführkuren eher zu den gröberen Verfahren, mit denen sich Hahnemann nicht identifizierte und seine Arztpraxis in Leipzig, in Ermangelung von medizinischen Methoden, daraufhin wieder schloss. Aufgrund dessen, dass er die genannten Heilmethoden in der Öffentlichkeit kritisierte, wurde er als „Nestbeschmutzer" betitelt.

Definition: Aderlass
Der Aderlass ist eine Blutreinigung, bei welcher dem Patienten eine große Menge Venenblut (50 bis 300 ml) abgenommen wird. Ziel ist es, den Körper durch diesen Verlust anzuregen, neues Blut zu bilden, welches zudem die Immunabwehr erhöht und den Sauerstofftransport optimiert.

Hahnemann musste seinen Lebensunterhalt wieder mit Fachübersetzungen verdienen, darunter auch eine Arzneimittellehre des schottischen Arztes Dr. William Cullen (1710 bis 1790), welche er im Sterbejahr des Schotten bearbeitete. In diesem Buch wurde Hahnemann auf eine Behauptung Cullens in Bezug auf Malaria aufmerksam. Dieser schlussfolgerte, dass die Chinarinde bei der Erkrankung Malaria (Wechselfieber) eine magenstärkende Wirkung hervorrufe. Hahnemann zweifelte zunächst an dieser Aussage und wagte sich daraufhin an seinen ersten Selbstversuch, indem er die Chinarinde als gesunder Mensch einnahm. Daraufhin entwickelte er Fieber und dieselben Symptome, die eine Malariaerkrankung mit sich bringt, wie beispielsweise Angst, Schläfrigkeit, Durst und Herzrasen. Für ihn war nun klar, dass die Chinarinde Malaria heilt, weil diese die Symptome bei einem gesunden Menschen auslöst.

Im weiteren Verlauf untermauerte er die Theorie, „Ähnliches mit Ähnlichem zu heilen", durch zahlreiche weitere Selbstversuche an sich, seiner Familie und seinen Freunden und rief die Homöopathie sechs Jahre später (aus dem griechischen „homoios" für „gleich" und „pathos" für „Leiden") schließlich ins Leben.

Für die damaligen Verhältnisse war die Theorie Hahnemanns ein Wagnis, da er zudem die Behauptung aufstellte, dass die Wirkung eines Mittels umso größer ist, je geringer die Dosis des Wirkstoffes ist. Für die vielen Patienten war diese Heilmethode jedoch eine Erleichterung zu den oftmals rabiaten Behandlungen, wie weiter oben beschrieben.

1810 veröffentlichte er sein Hauptwerk „Organon der Heilkunst“ mit den Gesetzen seiner Lehre, welches noch heute das Grundlagenwerk aller praktizierenden Homöopathen ist und bis zum heutigen Tag nichts von seiner Gültigkeit verloren hat.

Zwischen 1828 und 1830 folgten die mehrbändigen Bücher „Die chronischen Krankheiten“.

Als 1830 seine erste Frau verstarb, heiratete er die 45 Jahre jüngere Französin Mélanie d’Hervilly und zog mit ihr nach Paris. Dort führte er sehr erfolgreich, bis zu seinem Tod, eine Praxis, in der er seine Heilmethoden an vielen Patienten anwendete.

Homöopathisch behandeln – die sanfte Heilweise

Da Homöopathie eine ganz besonders sanfte Methode ist, um Beschwerden zu heilen, eignet sich die Methode grundsätzlich für alle Menschen – sowohl für Neugeborene als auch für alte Menschen und sogar Schwangere sowie stillende Mamas. Jedoch ist es gerade bei Babys, aber auch bei beiden letzteren empfehlenswert, wenn ein ausgebildeter Homöopath konsultiert wird, um eine Diagnose zu erstellen und letztendlich das passende Mittel zu verschreiben. Da oftmals auch eine Erstverschlimmerung der Symptome nach den ersten Gaben eintreten kann, ist es immer vorteilhafter, sich an jemanden mit Kompetenz auf diesem Gebiet zu wenden. Da auf die Erstverschlimmerung in einem späteren Kapitel noch genauer eingegangen wird, erhalten Sie im Rahmen der Eigentherapie selbstverständlich Empfehlungen, damit Sie diese selbst problemlos behandeln können.

Um uns von Beschwerden und Symptomen zu heilen, können wir auf das natürlichste der Welt zurückgreifen, unsere Selbstheilungskräfte. Die Homöopathie funktioniert danach, diese in uns schlummernden Kräfte zu aktivieren. Die Voraussetzung hierfür ist die größtmögliche Übereinstimmung zwischen dem Krankheitsbild und dem Arzneimittelbild. Einzig und allein mithilfe der Globuli beziehungsweise mit dem richtig ausgewählten homöopathischen Mittel kann die heilende Wirkung stattfinden.

Homöopathie und Schulmedizin – eine sinnvolle Verbindung und Alternative

Die Betrachtung der Schulmedizin und der Homöopathie in Bezug auf die Entstehung einer Krankheit sind unterschiedlich. Die Schulmedizin meint, dass ein Organismus erkrankt, nachdem dieser sich mit Bakterien und Viren infiziert hat. Sobald die Erreger also bekämpft wurden, kann der Körper wieder gesund sein.

Beispiel:
Durch die Gabe eines medizinischen Mittels gegen Fieber als Begleiterscheinung einer Entzündung senkt dieses zwar die Temperatur im Körper, berücksichtigt dabei jedoch nicht die Ursache. Zudem ist Fieber bei Infektionen beziehungsweise Entzündungen eine gewünschte Abwehrreaktion, um krankmachende, hitzeempfindliche Erreger zu vernichten und dadurch das Immunsystem zu unterstützen.

Die Selbstheilungskräfte des Körpers werden unterdrückt, denn medizinische Medikamente verschleiern beziehungsweise reduzieren die Symptome, die jedoch wichtig sind, um die Selbstheilungskräfte erst zu aktivieren.

Die Homöopathie dagegen betrachtet den Erreger nicht als Grund einer Erkrankung, sondern als eine gestörte Lebenskraft. Oberste Priorität ist demnach die Wiederherstellung dieser, denn homöopathische Mittel stärken die Lebenskraft. Sobald die Kraft wieder vollständig aktiviert und ins Gleichgewicht gebracht wurde, kann der Körper heilen.

Beispiel:
Im oben genannten Fall werden bei der Homöopathie keine fiebersenkenden Mittel verabreicht, sondern welche, die das Fieber unterstützen und zudem das geschwächte Immunsystem wieder stärken.

Weiteres Beispiel:
An einem heißen Sommertag wird durch den Genuss eines eiskalten Getränks der Körper vermehrt ins Schwitzen gebracht, während warme Getränke das übermäßige Schwitzen lindern. Es geht in der Homöopathie also nicht darum, einen Ist-Zustand durch sein Gegenteil zu beheben, sondern darum, den Körper in seinen Prozessen zu unterstützen.

Da die Homöopathie jedoch immer beliebter wird und sich laut Umfragen etwa 70 % der Befragten wünschen, dass homöopathische Behandlungen ein selbstverständliches Angebot in ärztlichen Praxen sind, haben heutzutage viele Ärzte die Zusatzbezeichnung „Homöopathie“ erworben.

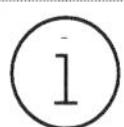

Die Bezeichnung Homöopathie ist kein geschützter Begriff. So können sich auch einfache Personen, ohne spezifische Aus- und Weiterbildung, als Homöopath bezeichnen. Scheuen Sie sich also nicht, explizit Fragen in Bezug auf die erworbenen Qualifikationen zu stellen, sollten Sie nach einem Hausarzt suchen, der über diese Behandlungskompetenzen verfügt.

Bei der Behandlung einer Erkrankung gibt es kein „Entweder-Oder“. Es ist niemand gezwungen, sich zwischen einer homöopathischen und medizinischen Behandlung zu entscheiden. Manchmal kann auch nicht alles mit einer rein homöopathischen Therapie geheilt werden, wie beispielsweise Krebs und eine daraus resultierende Chemotherapie. Homöopathische Mittel können jedoch begleitend das ohnehin schon geschwächte Immunsystem unterstützen und aufbauen.

Auch notwendige Operationen können nicht ersetzt werden, dennoch hilft die parallele Behandlung mit Homöopathika, die Prozesse nach dem Eingriff zu erleichtern und eine schnelle Genesung zu begünstigen.

Medizin und Homöopathie können sehr gut Hand in Hand miteinander gehen. Dies zeigt sich auch bei chronischen Krankheiten, bei welchen oftmals die Medikamente eines Arztes unabdingbar sind. Homöopathie unterstützt in diesem Fall die Behandlung und kann diese sogar verkürzen und die Menge und Dauer der schulmedizinischen Medikamente reduzieren.

Weiterhin sind einige Medikamente für Nebenwirkungen im Körper verantwortlich, diese können von Homöopathika abgeschwächt werden.
Eine gleichzeitige Behandlung ist demnach eine tolle Sache, um den Körper bestmöglich bei seiner Heilung und der Aktivierung der Selbstheilungskräfte zu unterstützen.

Die drei Säulen der klassischen Homöopathie

Die Voraussetzung für eine schonende und allumfassende Heilung, wie sie Hahnemann in vielen seiner Fälle beschrieben hat, ist erst durch die drei Säulen der klassischen Homöopathie möglich. Bei einer Einnahme eines nicht exakt ähnlichen Mittels kann dieses nicht auf allen Ebenen seine Wirkung entfalten und dem Körper ist es daher nicht möglich, sich von allen Beschwerden und Symptomen zu heilen.

Die **erste Säule** der Homöopathie ist das **Ähnlichkeitsprinzip,** auch genannt Simi-limum. Dies bedeutet, dass das Arzneimittelbild mit dem Krankheitsbild und den Symptomen eines Patienten möglichst konform sein sollte. Die klassische Homöopathie arbeitet und funktioniert mit dem Erkennen und Verstehen eines Erkrankten und seinen Beschwerden. Werden demnach die Persönlichkeit und auch alle Beschwerden sowie der Gemütszustand des Patienten verstanden und auch gesehen kann das passende Mittel gefunden werden und den Körper von allen Symptomen befreien.

Die **zweite Säule** der klassischen Homöopathie ist die **Prüfung der homöopathischen Mittel** an gesunden Menschen, so wie es Hahnemann mit der Chinarinde an sich ausprobierte.

Während dieser Prüfung wird einem gesunden Menschen über einen definierten Zeitraum ein Mittel gegeben, welches er einnimmt, ohne Kenntnis darüber zu erhalten, um welches es sich genau handelt. Alle Symptome, Auffälligkeiten und Befindensänderungen, die dieses Mittel nun hervorruft und der Prüfling beschreibt, werden genaustens notiert und zu einem Arzneimittelbild ausgearbeitet. Dieses Arzneimittelbild repräsentiert das gesamte Erkenntnismaterial über das Wirkungsprofil und enthält alle charakteristischen Beschwerden, die das Mittel während der Prüfung zeigte. Dies kann beispielsweise

- eine morgendliche Übelkeit,
- Sodbrennen nach einem Kaffee oder aber auch
- der psychische Zustand, wie Traurigkeit, Fröhlichkeit und Tatendrang sein.

Das Schema, auf welchem das Arzneimittelbild aufgebaut ist, ist das „Kopf-zu-Fuß-Schema“, das heißt, dass die Wirkung des Mittels auf die einzelnen Organbereiche von oben nach unten aufgeführt ist und zudem noch die psychischen Reaktionen dazugehören. Es werden also genaustens die Begleitumstände beschrieben, die eine Besserung oder Verschlechterung der Beschwerden begünstigen können. In einer sogenannten „Materia Medica“, der Arzneimittellehre, werden die Arzneimittelbilder alphabetisch aufgeführt. Diese Liste finden Sie im Kapitel **Globuli von A bis Z: Einsatzbereiche und Anwendungsgebiete**.

Als **dritte Säule** der klassischen Homöopathie wird die **Potenzierung der Ausgangssubstanz** angesehen. Wie bereits erwähnt, sind diese Ausgangssubstanzen meist pflanzlicher Herkunft, aber auch tierischer und mineralischer. Durch Verdünnung und anschließender Verschüttelung erhalten die verschiedenen Wirkstoffe ihre Potenz und verlieren zudem die giftigen Stoffe, weswegen die Ausgangssubstanzen nicht in ihrer ursprünglichen Form verabreicht werden.

Potenzen und ihre Bedeutung

Hahnemann begann damals seine Forschungen mit konzentrierten Substanzen, verringerte jedoch mit der Zeit die Toxizität der Wirkstoffe durch sukzessives Verdünnen, da er feststellte, dass beispielsweise die Tollkirsche (Belladonna) oder die Brechnuss (Nux vomica) zu Vergiftungserscheinungen führen kann und demnach nicht ungefährlich ist. Er bemerkte, dass mit jeder Verdünnung und Verschüttelung die heilende Wirkung nicht nachließ, sondern eine Wirkungssteigerung erzielt werden konnte. Der Körper ist in der Lage, die Information auch dann noch zu empfangen, wenn der Reiz nur noch minimal ist.

Das Verfahren, welches sich bis dato nicht verändert hat, ist unter dem Begriff „Potenzierung“ bekannt. Selbst heutzutage muss jeder Vorgang der Potenzierung von Hand durchgeführt werden und jeder Schritt ist zudem vorgeschrieben.

Gegenwärtig unterscheidet man drei unterschiedliche Potenzarten:

D-Potenzen (Dezimalpotenz), Verdünnung 1:10 mit 10-maligen Schüttelschlägen bei jedem Verdünnungsschritt.

Vereinfacht gesagt: Bei einer D1-Potenz wird die Urtinktur (1 ml) mit Alkohol/Wasser (9 ml) vermischt und 10-mal geschüttelt.

Aus dieser D1-Potenz wird nun erneut 1 ml Urtinktur mit 9 ml Alkohol/Wasser vermischt und 10-mal geschüttelt. Die Potenz D2 entsteht.

Entnimmt man der D2-Potenz wieder 1 ml Urtinktur und vermischt und verschüttelt es mit 9 ml Alkohol/Wasser, erhält man die Potenz D3. Das Vorgehen wird so oft wiederholt, bis die gewünschte Potenz erreicht wurde.

Die Zahlen hinter dem Buchstaben geben demnach an, wie oft die Ursubstanz im Verhältnis 1:10 verdünnt und verschüttelt wurde.

C-Potenzen (Centisimalpotenz), Verdünnung 1:100 mit 10-maliger Verschüttelung bei jedem Verdünnungsschritt.

Das bedeutet: 1 ml Urtinktur wird mit 99 ml Alkohol verdünnt und 10-mal geschüttelt. Auch dieser Vorgang wird so lange fortgeführt, bis die gewünschten Potenzen hergestellt wurden.

LM-Potenzen (Quinquagintamillesimal-Potenz, auch bekannt als Q-Potenzen), Verdünnung 1:50.000 mit 100-maliger Verschüttelung bei jedem Verdünnungsschritt.

Die Herstellung erfolgt durch eine einstündige Zerreibung der Kügelchen mit dem Wirkstoff in einem Mörser. Hierbei gilt das Verhältnis 1 Gran Wirkstoff auf 100 Gran Milchzucker. Es werden insgesamt dreimal 1 Gran (aus dem lateinischen für „Korn“, ist eine Gewichtseinheit für Arzneien) Wirkstoff mit 100 Gran Milchzucker verrieben, um letztendlich das Verhältnis 1:50.000 zu erhalten.

- **LM4 bis 6** haben eine sanfte Wirkung und sind besonders geeignet für sehr junge, alte und geschwächte Patienten.
- **LM8 bis 12** eignen sich bei akuten und chronischen Problemen.
- **LM20 bis 120** rufen keine Erstreaktionen aus und sind besonders geeignet bei chronischen Prozessen, geschwächter Lebenskraft und starken miasmatischen Belastungen.

Welche Potenz am ehesten für einen Patienten geeignet ist, hängt unter anderem von der Sensibilität der jeweiligen Person ab, ist jedoch im Vergleich zur richtigen Wahl des homöopathischen Mittels sekundär.

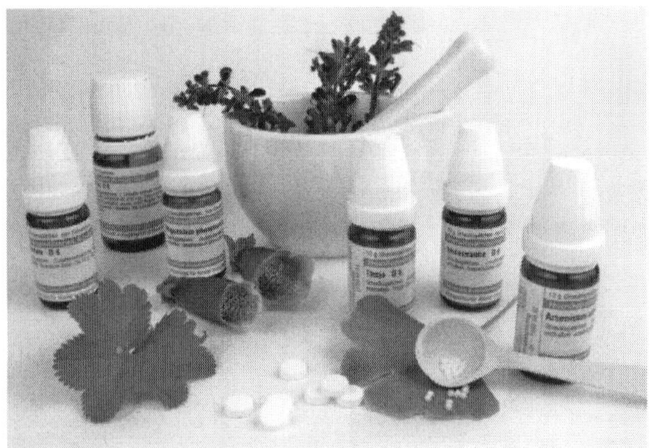

Aufbewahrung und Kauf – das sollten Sie wissen

Grundsätzlich sind alle Potenzen in einer Apotheke ohne Rezept erhältlich. Achten Sie darauf, dass Sie Ihre Globuli von einem guten Hersteller erwerben, welcher sich exakt an die Vorgaben im homöopathischen Arzneibuch hält. Auf der Herstellerseite können Sie die Information finden, dass nach den Regeln im „HAB“ die Homöopathika produziert werden.

Globuli sowie alle homöopathischen Mittel sind sensibel und reagieren auf, für sie, negative Einflüsse. Damit Ihre Mittel also nicht an Wirksamkeit verlieren, beachten Sie die folgenden Aufbewahrungsregeln:

- Setzen Sie Ihre Homöopathika weder Licht noch Hitze aus und bewahren Sie diese am besten in einer Schublade oder in Ihrem Apothekenschrank auf.
- Meiden Sie intensiv duftende Substanzen, wie beispielsweise Parfüms, ätherische Öle und Reinigungsmittel in der Nähe Ihre Lagerung.
- Achten Sie darauf, dass keine elektromagnetischen Felder, wie Handy, Mikrowellengeräte oder Computer, in der Nähe sind.

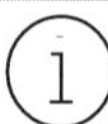

Röntgenschleusen auf Flughäfen und auch Barcode-Scanner heben im Übrigen die Wirkung der Globuli nicht auf.

Die Mindesthaltbarkeit der Globuli liegt aktuell bei 5 Jahren, jedoch ist diese bedeutend länger, sofern eine korrekte und dicht verschlossene Aufbewahrung erfolgt.

Einnahme und Darreichungsformen – so wenden Sie Globuli richtig an

Homöopathika gibt es in Form von Globuli, Tropfen und Tabletten, aber auch Salben und Cremes sowie Ampullen zur Injektion sind erhältlich. Letzte werden jedoch von Therapeuten verwendet, wobei es auch Trinkampullen für die Einnahme gibt.

Besonders für Schwangere und Babys sowie Kleinkinder sind die Globuli die beste Variante, da Tropfen Alkohol als natürliches Konservierungsmittel beinhalten. Tabletten als Homöopathika sind dagegen auf Milchzucker aufgebaut, worauf besonders Laktoseintolerante achten sollten.

Neben den Einzelmitteln gibt es auch sogenannte Komplexmittel, welche mehrere heilende Mittel beinhalten und sich in ihrer Wirkung ergänzen. Sie erfreuen sich daher an Beliebtheit, aufgrund der Einfachheit. Jedoch gilt es, zu beachten, dass nicht mehr als fünf verschiedene homöopathische Substanzen darin enthalten sind, denn zu viele Mittel könnten das Krankheitsbild verfälschen und dadurch die Behandlung möglicherweise erschweren.

Definition: Komplexmittel
Wie bereits erwähnt, sind in Komplexmitteln keine Einzelwirkstoffe enthalten, sondern mehrere, welche auf eine bestimmte Krankheit, gewisse Symptome und Beschwerden ausgerichtet sind und in eine gemeinsame Wirkungsrichtung gehen. Dadurch kann eine tiefere Breitenwirkung erzielt werden, da die Substanzen verschiedene Punkte erreichen und ihre Wirkung entfalten können.

Die Dosierung der Globuli, der Tropfen oder der Tabletten ist individuell und richtet sich nach der Schwere der Krankheit beziehungsweise der Symptome und nach der Konstitution des Patienten.

Niedrigpotenzen von D1 bis D12 eignen sich am besten für die Eigenbehandlung. Sie sind auf körperliche Beschwerden sowie Erkrankungen ausgerichtet und Moleküle der Ursubstanz lassen sich noch nachweisen.

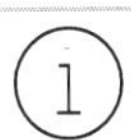

Ab einer D12- und C12-Potenz bis hin zu einer D30- beziehungsweise C30-Potenz nehmen die Wirkungen zunehmend Einfluss auf den seelischen Bereich, daher sollten Hochpotenzen ab D30, ganz besonders die Höchstpotenzen, wie C200, C500, C1000, sowie die LM-Potenzen nicht eigenhändig von einem Laien verwendet werden, da diese bereits auf der geistigen Ebene wirken und je nach Potenz bis zu sechs Monate in der Psyche arbeiten können. Eine nahezu exakte Einstimmigkeit zwischen dem Krankheitsbild und dem Arzneibild ist erforderlich, weswegen diese nur erfahrenen Homöopathen vorbehalten sein sollten.

Da es in diesem Ratgeber um die Eigenbehandlung geht, wird Ihnen die Dosierung mit den Niedrigpotenzen bis D12 aufgezeigt.

Grundsätzlich sollten Sie sich natürlich bei der Verwendung der Homöopathika an die Angaben in der Packungsbeilage halten. Liegt diese nicht vor, empfehlen sich folgende Gaben:

Dosierungsangaben
Wenn wir von Gaben sprechen, ergeben sich daraus folgende Dosierungen:

- Dilution = 5 Tropfen
- Globuli = 5 Kügelchen
- Tablette = 1 Tablette

Akute Beschwerden

Es empfehlen sich die Potenzen D3 und D6 mit einer stündlichen Gabe von 5 Globuli, 5 Tropfen oder 1 Tablette. Ebenfalls können Sie auch eine Gabe alle zwei Stunden einnehmen.

An Tag 2 nehmen Sie alle zwei Stunden 5 Globuli, 5 Tropfen oder 1 Tablette und am 3. Tag 5 Globuli, 5 Tropfen oder 1 Tablette sowohl morgens, mittags und abends.

Bei den D12-Potenzen nehmen Sie 5 Globuli, 5 Tropfen oder 1 Tablette in den ersten beiden Tagen 4- bis 5-mal täglich ein. Ab dem 3. Tag reduzieren Sie auf 2-mal täglich.

Im Notfall und bei sehr intensiven Beschwerden können Sie Ihr Homöopathika mit einer Gabe in einem Viertelliter Wasser auflösen und alle 5 Minuten einen kleinen Schluck davon trinken.

Tritt bereits nach der ersten Gabe eine Besserung ein, lassen Sie Ihr homöopathisches Mittel weg und nehmen es erst dann wieder ein, wenn die Beschwerden erneut auftreten und das Mittel an Wirkung verliert. Die Einnahme erfolgt wie unter „Akute Beschwerden“ beschrieben.

Sobald Sie eine allgemeine Besserung der Beschwerden verspüren, verringern Sie Ihre Einnahme um die Hälfte, beispielsweise die Potenz D12 nur noch 1-mal täglich anstatt 2-mal täglich. Beachten Sie außerdem, dass Sie das Mittel noch etwa 2 bis 3 Tage weiter nehmen, bevor Sie endgültig absetzen, wenn Symptome und Beschwerden nicht mehr auftreten.

Litten Sie lange Zeit an Ihren Beschwerden und tritt durch die homöopathische Behandlung eine Besserung ein, ist folgende Einnahme zu empfehlen:
Nehmen Sie 3-mal täglich eine Gabe der Potenzen D3 und D6.
Nehmen Sie 2-mal täglich eine Gabe der Potenz D12.

Chronische Beschwerden

Die D3- und D6-Potenzen nehmen Sie 3-mal täglich mit jeweils einer Gabe ein.

Von den D12-Potenzen nehmen Sie eine Gabe 2-mal täglich.

Das Homöopathika sollte langfristig eingenommen werden, dennoch richtet sich die Dauer der Behandlung nach den Beschwerden.

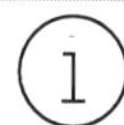

Bitte beachten: Legen Sie nach drei Wochen eine Therapiepause von einer Woche ein.

Frauen sollten die Pause in die Zeit ihrer Periodenblutung legen, da diese als natürlicher Ausscheidungsvorgang gilt und durch Mittel weder verstärkt noch abgeschwächt werden sollte. Dies gilt jedoch nicht für Mittel, welche wegen einer Zyklus- oder Periodenstörung eingenommen werden.

Ist die Behandlung abgeschlossen und treten die Beschwerden hinterher noch einmal auf, nehmen Sie eine Gabe Ihres Mittels als Einmalgabe ein.

Bei der Einnahme von **hohen Potenzen** ab D24 beziehungsweise C12 ist eine individuelle Dosierung durch einen erfahrenen Therapeuten anzuraten. Im Rahmen einer Selbstbehandlung sollten maximal 5 Globuli, 5 Tropfen oder 1 Tablette als Einmalgabe eingenommen werden.

Homöopathische Salben können, wenn nicht anders verordnet, 1- bis 2-mal täglich dünn auf die betroffenen Hautareale aufgetragen und leicht einmassiert werden.

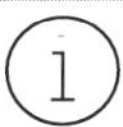

Eine Überdosierung sollte verhindert werden, da die Gefahr besteht, in das Arzneimittelbild reinzurutschen, das heißt, dass vorhandene Symptome noch einmal mehr verstärkt werden.

Mit Überdosierung ist jedoch nicht die Menge der Kügelchen, sondern vielmehr die Häufigkeit der Einnahme gemeint.

Ist ein geeignetes Mittel gefunden, gibt es bei der Einnahme einiges zu beachten, damit das Homöopathika nicht durch gewisse Faktoren seine Wirksamkeit verliert.

➢ Schlucken Sie die Globuli nicht einfach runter und zerkauen Sie diese auch nicht, sondern lassen Sie die Kügelchen auf Ihrer Zunge zergehen. Die heilenden Wirkungen werden von der Mundschleimhaut am besten aufgenommen und im Körper verteilt.

➢ Beachten Sie, dass Sie eine Viertelstunde, besser noch eine halbe Stunde, vor und nach der Einnahme nichts essen und trinken. Auch das Rauchen sollten Sie vermeiden.

➢ Bringen Sie Ihre Homöopathika nicht in Berührung mit einem Metalllöffel, dieser hebt die Wirkung auf. Verwenden Sie daher besser einen Plastiklöffel.

➢ Bestimmte Substanzen sind in der Lage, die Wirksamkeit zu verringern oder gänzlich aufzuheben, da entweder ein Gegenreiz gesetzt wird oder eine Wechselwirkung auftritt. Während der gesamten Behandlungsdauer sollten Sie daher auf Folgendes verzichten:

- Kaffee und koffeinhaltige Getränke
- Kampfer und Menthol (da Menthol meist in Zahnpasta vorhanden ist, besorgen Sie sich am besten in der Apotheke eine mentholfreie Zahnpasta)
- Medizinischer Tee, wie Pfefferminze und Kamille
- Ätherische Öle, wie beispielsweise Duftlampen

Neben- und Wechselwirkungen: Darauf sollten Sie achten

Im Grunde ist es nochmals wichtig, zu erwähnen, dass sich kleinere Alltagsbeschwerden mit ein wenig Grundkenntnissen einfach selbst behandeln lassen und bei der richtigen Potenz und des richtigen Mittels keine Nebenwirkungen auftreten. Sollten Sie jedoch an chronischen Erkrankungen, beziehungsweise an immer wiederkehrenden Symptomen, wie beispielsweise einer Blasenentzündung, leiden, ist der Gang zu einem erfahrenen Therapeuten unumgänglich, da es sich hier um eine Anfälligkeit handelt, die Fachkenntnisse erfordert.

Erstverschlimmerung

Eine Erstverschlimmerung, auch Erstreaktion genannt, tritt meist zu Beginn einer Behandlung auf und ist eine wünschenswerte Reaktion, welche der Körper gibt, da sie aufzeigt, dass das Mittel wirkt und der Organismus heilt. Im Umkehrschluss kann es jedoch passieren, dass Sie keine Erstreaktion wahrnehmen, was allerdings nicht bedeutet, dass das Mittel nicht wirkt. Hier zeigt sich wieder einmal die Individualität eines Menschen und seiner Reaktionsfähigkeit.

Die Erstverschlimmerung zeigt sich bei manchen homöopathischen Mitteln stärker oder auch schwächer und auch der Unterschied der Potenzen spielt eine Rolle. So tritt diese vermehrt bei höheren D- und C-Potenzen auf.

Die Symptome können dabei ganz unterschiedlich sein und richten sich nach der Konstitution des Patienten und auch nach der Potenz, wie bereits erwähnt.

Beispiele sind:

- Durchfall
- vermehrtes Schwitzen
- vermehrte Schleimausscheidung und Hautausschläge durch die Ankurbelung des Selbstreinigungsprozesses
- auf der psychischen Ebene können Weinerlichkeit und stärkere Gereiztheit auftreten

Nicht ausgeheilte, alte Symptome können mitunter auch auftreten, da ein Ventil geöffnet wurde.

 **Praxistipp:**

Wenn die Erstverschlimmerung eintritt, setzen Sie Ihr Mittel vorerst ab und lassen Sie die verstärkten Beschwerden zunächst abklingen, bevor Sie die Behandlung wieder aufnehmen und fortführen. Unterdrücken Sie die Symptome auch nicht mit anderen Medikamenten, denn diese sind sehr wichtig. Warum, das erfahren Sie im nächsten Unterkapitel.

Wirkung – das bezweckt die Einnahme von Globuli in unserem Körper

Wenn in unserem Körper etwas nicht in Ordnung ist, wir uns beispielsweise einen Infekt zuziehen, setzt dieser im Körper einen Reiz aus und bestimmte Symptome werden dadurch ausgelöst. Diese Symptome sind eine Abwehrreaktion, besser gesagt unsere Selbstheilungskräfte, die diesen Reiz bekämpfen.

Die Globuli, die wir nun einnehmen, die genaustens auf die Symptome ausgerichtet sind und die passende Potenz aufweisen, setzen ebenfalls einen Reiz, mit welchem der Organismus dazu aufgefordert wird, alles wieder in die richtigen Bahnen zu lenken und entsprechend zu reagieren. Die Selbstheilungskräfte werden verstärkt aktiviert und unterstützt. Die bereits genannte Erstverschlimmerung, die eintreten kann, gibt Aufschluss darüber, dass das homöopathische Mittel den eigenen Kräften des Körpers einen ersten Impuls gibt.

Die Homöopathie ist daher als eine Reiz-Regulations-Therapie zu verstehen.

Leitsymptome und ihre Bedeutung für die homöopathische Behandlung

Leitsymptome sind bei der Auswahl des richtigen homöopathischen Mittels ein sehr wichtiger Indikator. Bei der Vielzahl an Beschwerden und Symptomen und deren Auslöser kann es mitunter schwierig sein, zwischen verschiedenen, infrage kommenden Mitteln das passende zu erkennen. Die Anzahl der Leitsymptome ist gering und charakterisiert ein ganz bestimmtes Homöopathikum, welches in der Materia Medica aufgeführt ist.

Beispiel:
Ein Beispiel ist das Mittel Lac caninum (die Hundemilch). Die Leitsymptome sind Anfälligkeiten in der Halsregion und der Wechsel der Symptome von einer Seite auf die andere Seite. In diesem Fall ist Lac caninum das Mittel der Wahl.

Aber auch die Angst vor Spinnen und Schlangen ist ein Leitsymptom und kann auf dieses Homöopathikum hinweisen.

Kommen zwei Mittel infrage, müssen die Leitsymptome genaustens eruiert und die Modalitäten geprüft werden. Das bedeutet, dass sich die Frage gestellt werden muss, was die Beschwerden verbessert beziehungsweise verschlechtert und in welcher Art und Schwere die Beschwerden auftreten. Die genauen Infos und Auflistungen der Leitsymptome der verschiedenen Heilmittel finden Sie im Kapitel Globuli von A bis Z: Einsatzbereiche und Anwendungsgebiete.

Beispiel:
Ein weiteres Beispiel ist das Leitsymptom „stechender Schmerz“, sei es als Kopfschmerz, bei Rückenschmerzen oder anderen Schmerzen. Das Homöopathikum Kalium carbonicum hat dieses Leitsymptom in seinem Mittelbild, allerdings haben auch weitere homöopathische Mittel dieses Symptom. Hier gilt es, zu schauen, inwieweit die anderen Symptome ebenfalls zu diesem Mittel führen oder ob es doch ein besser passenderes Homöopathikum gibt.

Fazit:
Für die Auswahl des passenden homöopathischen Mittels sind die Leitsymptome die bedeutsamsten Wegweiser. Fällt es schwer, das richtige Mittel zu finden, da eventuell 2 oder auch 3 unterschiedliche Homöopathika infrage kommen, helfen die Leitsymptome und die damit verbundenen wichtigsten Beschwerden bei der Auswahl.

Globuli von A bis Z: Einsatzbereiche und Anwendungsgebiete

Mehr als 2000 anerkannte homöopathische Mittel gibt es mittlerweile, die mit ihren ganz unterschiedlichen Wirkungen sowohl bei Menschen als auch bei Tieren heilende Impulse setzen und die eigenen, im Körper schlummernden Kräfte wieder erwecken.

In diesem Kapitel werden Ihnen viele verschiedene Mittel, passend zu den Leitsymptomen, genaustens mittels eines Steckbriefs vorgestellt, sodass Sie eine Selbstmedikation gegen kleinere Alltagsbeschwerden in jedem Fall vornehmen können.

Abrotanum (Eberraute)

- Gewichtsabnahme trotz gutem Appetit
- geschwollene Lymphknoten
- Fieberschübe
- körperliche Symptome, meist aufgrund von seelischem Schmerz, beispielsweise Bauchschmerzen durch Heimweh

Verschlechterung der Beschwerden: durch Kälte und Nässe
Verbesserung der Beschwerden: durch Wärme und Aufnahme von Nahrung

Anwendung:

- Unterstützung der Genesung von Patienten bei Blutarmut und Ausgezehrtheit
- sehr gut bei Kindern, wenn diese sich in einem schlechten Ernährungszustand befinden und unter Durchfall, Blähungen und Bauchkrämpfen leiden

Acidum formicicum (Ameisensäure)

- tränende und juckende Augen
- Fließschnupfen
- Übelkeit, Blähungen, Durchfall und Verstopfung
- brennende Schmerzen
- juckender Hautausschlag
- Atemnot
- Druckgefühl im Oberbauch
- pfeifende Atmung

Verschlechterung der Beschwerden: durch Kälte und Bewegung
Verbesserung der Beschwerden: durch Wärme, Ruhe und Druck

Anwendung:

- Trägt zu einer Verbesserung der Organfunktion bei
- Anregung der Körpervorgänge

- hat sich als gutes Mittel bei Heuschnupfen bewährt und bei allergischem Asthma
- Sehnen-, Muskel- und Gelenkschmerzen
- als Nachbehandlung bei einem Magenkeim-Befall (Helicobacter pylori)
- bei Nahrungsmittelunverträglichkeiten

Acidum nitricum (Salpetersäure)

➢ Patient ist sehr schnell reizbar, wütend und ärgerlich
➢ Angst vor Krankheiten und dem Tod
➢ kein Glaube und Vertrauen in die Genesung
➢ empfindlich bei Geräuschen, Berührungen und Kälte
➢ schlecht heilende Haut- und Schleimhautentzündungen mit stechenden Schmerzen
➢ wundmachende Absonderungen

Verschlechterung der Beschwerden: durch Berührung, am Abend und in der Nacht
Verbesserung der Beschwerden: durch Zudecken und Autofahren
Anwendung:

- rissige Mundwinkel
- Geschwüre im Magen und im Zwölffingerdarm
- entzündliche Darmerkrankungen (Collitis ulcerosa)
- Hämorrhoiden und bei Rissen am After

Acidum phosphoricum (Phosphorsäure)

➢ Schwäche durch Flüssigkeitsverlust, Kummer, geistige Überanstrengung oder durch eine Erkrankung
➢ geistige und körperliche Instabilität
➢ zu schnelles Wachstum im Kindesalter, dadurch Knochenschmerzen
➢ Schulkopfschmerzen

Verschlechterung der Beschwerden: in der Nacht, durch Wärme und Anstrengung sowie Sinneseindrücke
Verbesserung der Beschwerden: durch Wärme
Anwendung:

- Erschöpfungszustände, wie beispielsweise Burn-out
- entzündete Magenschleimhaut
- andauernde Müdigkeit
- Probleme mit dem Herzen, wie beispielsweise hoher Puls und Kurzatmigkeit

Acidum sarcolacticum (Rechtsdrehende Milchsäure)

- Muskelschmerzen
- Schlappheit und das Gefühl, zerschlagen zu sein
- Sodbrennen aufgrund von zu hoher Produktion von Salzsäure im Magen

Verschlechterung der Beschwerden: durch Berührung und Bewegung
Verbesserung der Beschwerden: nicht bekannt

Anwendung:

- Schnupfen und Bronchitis, wenn Schleimhäute im Bereich von Nase und Rachen schmerzhaft entzündet sind und nächtliche Hustenanfälle den Patienten belasten
- Magenschmerzen
- Erbrechen
- Blähungen
- Herzmuskelentzündung
- bei der geringsten Anstrengung kommt es zu Muskelschmerzen und Muskelschwäche

Acidum sulfuricum (Schwefelsäure)

Leitsymptome:

- Unruhe und Hektik
- brennende Magenschmerzen
- saures Aufstoßen
- Neigung zu blauen Flecken und Blutungen
- Hitzewallungen
- Schweiß riecht säuerlich

Verschlechterung der Beschwerden: morgens und durch Kälte und Nässe
Verbesserung der Beschwerden: durch Wärme

Anwendung:

- gute Behandlungsergebnisse bei Aphthen (Defekte der Schleimhäute)
- Sodbrennen
- Hämatome
- Bronchitis und Asthma
- Entzündung der Magenschleimhaut
- bronchiale Hämorrhoiden
- starkes Schwitzen in den Wechseljahren oder durch Hormontherapien
- akute und chronische Gelenkentzündungen

Aconitum napellus (Blauer Eisenhut)

- überaus große Angst, der Patient denkt, er müsse sterben, ist fast nicht zu beruhigen, kopflose Reaktionen
- ganz plötzlich auftretende Krankheiten, wie beispielsweise Schmerzen oder Fieber
- schlagartig Angst vor engen Räumen, wie beispielsweise im MRT oder CT

Verschlechterung der Beschwerden: durch Berührung und trockene, kalte Luft
Verbesserung der Beschwerden: nach absondern von Körpersekreten

Anwendung:
- plötzlich auftretende Fiebererkrankungen, einhergehend mit Schüttelfrost
- Entzündungen
- Herzbeschwerden durch Angst
- Panikattacken
- plötzliches Auftreten von (Nerven-) Schmerzen, auch aufgrund von Kaltluft, beispielsweise der Klimaanlage
- psychische und physische Auswirkungen durch einen Schock

Actaea spicata (Christophskraut)

- plötzliche Müdigkeit nach dem Essen oder dem Reden
- Hunger, doch gleichzeitig wird sich vor Essen geekelt
- pulsierende Schmerzen

Verschlechterung der Beschwerden: Bei Anstrengung, Berührung, Druck, Bewegung und durch Kälte
Verbesserung der Beschwerden: an der frischen Luft

Anwendung:
- Kieferschmerzen und Zahnschmerzen
- Atemnot und Ängsten
- Herzschmerzen mit Herzrasen in der Nacht
- Gicht
- Hitzegefühle, Schwellungen und Schmerzen in den Gelenken

Adlumia fungosa (Erdrauch)

- alles rund um die Leber
- Schmerzen in der Gegend der Leber
- weiß belegte Zunge
- Druckgefühl im Oberbauch
- Blähungen
- Stuhldrang

Verschlechterung der Beschwerden: nicht bekannt
Verbesserung der Beschwerden: nicht bekannt

Anwendung:
- wenn die Leber in ihrer Funktion eingeschränkt ist und erhöhte Leberwerte herrschen
- erhöhte Werte der Harnsäure
- stechende Gelenkschmerzen, vor allem in den Fingern

Aesculus hippocastanum (Rosskastanie)

- trockene und brennende Schleimhäute, vor allem im Nasen- und Rachenbereich
- Blutstau in den Venen mit Krampfadern
- Hämorrhoiden
- Beschwerden im Bereich der Lendenwirbelsäule

Verschlechterung der Beschwerden: durch Bewegung und Wärme
Verbesserung der Beschwerden: durch Kälte

Anwendung:

- zum Abdichten der Venenwände, daher ist es das Mittel der Wahl bei venösen Stauungen und einhergehenden Krampfadern und geschwollenen Beinen
- brennende und stechende Hämorrhoiden mit Verstopfung
- bei Kreuzschmerzen, Rückenschmerzen, vor allem in der Schwangerschaft, und chronischen Rückenschmerzen

Aethusa cynapium (Hundspetersilie)

- Nahrungsmittel und Essen sind unerträglich
- Übelkeit und Erbrechen etwa eine Stunde nach dem Essen
- Schlappheitsgefühl, aber nach dem Erbrechen wieder Hunger

Verschlechterung der Beschwerden: im Sommer und durch Wärme
Verbesserung der Beschwerden: durch Gesellschaft und an der frischen Luft

Anwendung:

- vor allem bei Kindern, wenn diese schlagartig nach der Mahlzeit erbrechen
- bei Brechdurchfall

Agaricus (Fliegenpilz)

- Nervosität
- Unruhe
- gedankenverloren
- extrem schwankende Stimmungslagen
- unkoordinierte Bewegungen
- Lidzuckungen
- Fallenlassen von Gegenständen

Verschlechterung der Beschwerden: vor einem Gewitter, durch Anstrengung, Alkohol, Tabak und nach dem Essen
Verbesserung der Beschwerden: durch sachte Bewegungen, abends

Anwendung:

- nervöse Zuckungen
- Beschwerden in den Wechseljahren
- Akne, Ekzeme und Frostbeulen
- Krämpfe in den Gefäßen
- Störungen im zentralen Nervensystem

Agnus castus (Mönchspfeffer)

- Niedergeschlagenheit der Frau vor und während der Menstruation
- unreine und pickelige Gesichtshaut
- die Brüste schmerzen
- die Regelblutung ist oft schwach und tritt verspätet ein
- schlaffer Penis beim Mann
- fehlendes sexuelles Verlangen
- Gefühl, der Enddarm oder die Gebärmutter drückt nach unten

Verschlechterung der Beschwerden: durch Kälte, Nässe, Alkohol und Koffein
Verbesserung der Beschwerden: durch Zudecken

Anwendung:

- bei Impotenz
- depressive Verstimmungen
- Zyklusstörungen
- bei Beschwerden vor und während der Regelblutung
- Erkrankungen der Eierstöcke
- Regulierung der männlichen und weiblichen Geschlechtshormone

Aletris farinosa (Sternwurzel)

- die Frau ist blass und wirkt müde
- die Periode ist schmerzhaft
- Übelkeit durch Schwangerschaft
- Neigung zu Kopfschmerzen und Verstopfung
- Schwächezustand nach der Entbindung

Verschlechterung der Beschwerden: nicht bekannt
Verbesserung der Beschwerden: nicht bekannt

Anwendung:

- bei Erschöpfungszuständen der Frau
- Störungen der Menstruation
- bei einer Bindegewebsschwäche
- bei einem Senkungsgefühl in der Scheide, vor allem nach einer Entbindung

Allium cepa (Küchenzwiebel)

- dieselben wie beim Zwiebelschneiden in der Küche: die Augen tränen und die Nase läuft
- Niesreiz
- wässriger, scharfer Schnupfen
- raue Stimme
- bellender Reizhusten

Verschlechterung der Beschwerden: am Abend und im Warmen
Verbesserung der Beschwerden: in kühleren Räumen und an der frischen Luft

Anwendung:
- bei allen Infektionen der Atemwege
- bei Heuschnupfen

Aloe (Aloe)
- ➢ heftige Blähungen
- ➢ gluckernder Bauch
- ➢ gelblicher, manchmal schleimiger Stuhl
- ➢ Anusschmerzen nach der Entleerung

Verschlechterung der Beschwerden: nach dem Trinken und Essen, am Morgen und durch Hitze
Verbesserung der Beschwerden: durch kalte Anwendungen

Anwendung:
- vor allem bei Beschwerden und Erkrankungen im gesamten Darmtrakt
- ungewollter Stuhlgang
- Darmschleimhautentzündung
- Blähungen
- brennender Anus
- bei Hämorrhoiden

Alumina (Calcinierte Tonerde)
- ➢ innerliche Unruhe
- ➢ zittrig
- ➢ eher magerer Typ
- ➢ Wärmemangel
- ➢ trockene Haut und Schleimhaut

Verschlechterung der Beschwerden: beim Aufwachen und durch Kälte
Verbesserung der Beschwerden: im Freien

Anwendung:
- bei Ekzemen
- trockene Haut und trockene Schleimhäute
- Juckreiz
- Verstopfung

Ambra (Darmausscheidung des Pottwals)
- ➢ nervlich labil
- ➢ oft ziemlich schlank
- ➢ Einschlafprobleme durch Sorgen
- ➢ nicht alleine sein wollen
- ➢ Husten und Asthma

➢ Gefühl der Kälte und Taubheit in manchen Körpergliedern

Verschlechterung der Beschwerden: durch psychische Belastungen, Musik und morgens

Verbesserung der Beschwerden: im Freien

Anwendung:
- depressive Verstimmung
- Nervosität
- psychosomatische Beschwerden
- Asthma bronchiale
- Herzrasen
- bei älteren Menschen Schlaflosigkeit
- während sehr anstrengenden und arbeitsintensiven Phasen

Ammonium bromatum (Ammoniumbromid)

➢ trockene Schleimhäute

➢ Nägelkauen

➢ Übergewicht

Verschlechterung der Beschwerden: nachts und beim Aufwachen

Verbesserung der Beschwerden: durch Wärme

Anwendung:
- Beschwerden und Erkrankungen der oberen und unteren Atemwege
- trockene und entzündete Schleimhäute, wie Kehlkopfentzündung oder Bronchitis

Ammonium carbonicum (Ammoniumcarbonat)

➢ Kreislaufschwäche

➢ Herzanfälle

➢ Atemnot

➢ rasender Puls

➢ Erkrankungen der Atemwege

Verschlechterung der Beschwerden: nachts und durch Kälte

Verbesserung der Beschwerden: liegend auf der Seite

Anwendung:
- bei nervösen Herzbeschwerden
- Kreislaufschwäche einhergehend mit Atemnot und Schweißausbrüchen
- Erkrankungen der Atemwege mit Heiserkeit, Husten und Rasselgeräuschen
- Hexenschuss

Antimonium crudum (Stibium sulfuratum nigrum)

- das Verhalten ist launisch, mürrisch und eigensinnig
- sensibel
- der Appetit ist groß
- schnelles und hektisches Essen, danach Brechreiz und Erbrechen
- Sodbrennen
- die Zunge ist weißlich dick belegt

Verschlechterung der Beschwerden: durch Temperaturschwankungen und nach dem Essen

Verbesserung der Beschwerden: bei Ruhe und an der frischen Luft

Anwendung:

- Erhöhung der Harnsäure
- Stoffwechselstörungen
- Infekte der Atemwege
- harte Warzen und Schwielen
- juckender und bläschenartiger Ausschlag
- Nagelpilz

Antimonium tartaricum (Brechweinstein)

- Erkrankungen der Atemwege
- Kreislaufschwäche
- Herzschwäche
- schwache und blass aussehende ältere Menschen und auch Kinder

Verschlechterung der Beschwerden: durch feuchtkaltes Wetter, Wärme und im Liegen

Verbesserung der Beschwerden: durch Aufstoßen und Aufsetzen

Anwendung:

- Husten
- schwer löslicher Schleim
- Bronchitis
- Lungenemphysem
- Hauterkrankungen mit Bläschen und Pusteln

Apis mellifica (Honigbiene)

- die Haut und Schleimhaut sind allergisch geschwollen
- sehr berührungsempfindliche Haut
- stechende Schmerzen

Verschlechterung der Beschwerden: durch Berührung und Wärme sowie am Nachmittag

Verbesserung der Beschwerden: durch Kühlung und an der frischen Luft

Anwendung:
- juckende Hautausschläge
- Quaddeln auf der Haut
- Hals- und Ohrenschmerzen
- zur Rückbildung von Eierstockzysten
- gynäkologische Beschwerden

Aralia racemosa (Amerikanische Narde)
- ➢ allergische Erkrankungen der Atemwege
- ➢ Niesanfälle mit wässrigem Schleim
- ➢ Gefühl eines Fremdkörpers im Hals
- ➢ Schwitzen in der Nacht

Verschlechterung der Beschwerden: abends ab 23 Uhr, durch Überforderung und im Liegen

Verbesserung der Beschwerden: durch Wärme

Anwendung:
- allergischer Schnupfen
- allergische Bronchitis
- Asthma bronchiale
- dauerhafter Reizhusten

Argentum nitricum (Silbernitrat)
- ➢ Nervosität und Ängstlichkeit
- ➢ mager
- ➢ älter aussehend
- ➢ Gedächtnisschwäche
- ➢ Angst vor Prüfungen
- ➢ Panik in engen Räumen und auf Brücken

Verschlechterung der Beschwerden: nachts, morgens und liegend auf der rechten Seite

Verbesserung der Beschwerden: liegend auf der linken Seite

Anwendung:
- Angst und Unruhe
- Abmagerung
- Ermüdung
- Schleimhautgeschwüre im Bereich des Magens und Darms

Arnica montana (Bergwohlverleih)

- Workaholic
- muskulös
- Verharmlosung der Beschwerden
- roter und heißer Kopf
- Gefühl, wie erschlagen zu sein

Verschlechterung der Beschwerden: durch eine Erschütterung, durch Bewegen und bei Berührung

Verbesserung der Beschwerden: durch Ruhe und im Liegen

Anwendung:

- Wundheilungen werden beschleunigt
- Durchblutungsstörungen
- Arteriosklerose
- Bluthochdruck
- Muskelschmerzen
- Muskelkater
- Krampfadern
- Nervenschmerzen
- Quetschungen
- Folgen eines Schlaganfalls
- Blutergüsse
- nach einem kieferchirurgischen Eingriff oder einer zahnärztlichen Behandlung

Arsenicum album (Weißes Arsenik)

- ruhelos
- schreckhaft
- brennende und wund machende Körperflüssigkeiten

Verschlechterung der Beschwerden: durch Kälte und nach Mitternacht

Verbesserung der Beschwerden: durch Wärme, warme Getränke und an der frischen Luft

Anwendung:

- bei fast jedem Organ
- Depressionen
- Bindehautentzündungen
- Kopfschmerzen
- Durchfall
- Abmagerung

Arum triphyllum (Zehrwurzel)
- Heiserkeit durch Überanstrengung
- der Schnupfen macht wund, ist blutig und wässrig
- Kopfschmerzen nach zu heißem Kaffee oder zu warmer Kleidung

Verschlechterung der Beschwerden: beim Liegen und durch kalten Wind
Verbesserung der Beschwerden: durch Nahrungsaufnahme und an frischer Luft
Anwendung:
- Entzündungen der Schleimhaut in den oberen Luftwegen
- Heuschnupfen

Arundo mauritanica (Wasserrohr)
- Entzündungen der Schleimhäute im Bereich der Nase und des Rachens
- die Naseneingänge und der Gaumen brennen und jucken

Verschlechterung der Beschwerden: nicht bekannt
Verbesserung der Beschwerden: nicht bekannt
Anwendung:
- Haarausfall
- heftiger, juckender Heuschnupfen
- Hautausschläge an Brust, Armen und im Bereich der Ohren

Asa foetida (Stinkasant)
- der Magen drückt
- heftige Blähungen
- plötzliches Rülpsen
- unangenehmer Geruch der Ausscheidungen und Körperausdünstungen
- berührungsempfindlich

Verschlechterung der Beschwerden: durch Stehen und beim Sitzen
Verbesserung der Beschwerden: durch Bewegung
Anwendung:
- Beschwerden und Krämpfe im Magen-Darm-Bereich
- Schluckbeschwerden
- überempfindlicher Darm
- schleimiger Durchfall
- eitrige Knochenwunden
- Geschwüre im Unterschenkel

Aurum chloratum natronatum (Goldsalz)
- Beschwerden bei Geschlechtsorganen
- gutartige Veränderungen und Entzündungen der Geschlechtsorgane

Verschlechterung der Beschwerden: durch Kälte, nachts und im Winter

Verbesserung der Beschwerden: im Freien

Anwendung:
- Bluthochdruck
- Arteriosklerose
- Angina pectoris
- Myomen an und in der Gebärmutter
- Zysten an den Eierstöcken
- Schwellungen und Verhärtungen der Hoden
- rheumatische Beschwerden

Aurum metallicum (Gold)
- ➢ einmal antriebs- und mutlos, dann fröhlich und engagiert
- ➢ eher breitwüchsiger Körperbau

Verschlechterung der Beschwerden: in der Nacht, am Morgen und durch Kälte
Verbesserung der Beschwerden: durch leichtes Bewegen und Wärme

Anwendung:
- depressive Stimmung
- Bindehautentzündung, wobei die Augen angespannt sind und tränen
- die Nase ist gerötet und geschwollen, mit übelriechendem Sekret
- Bluthochdruck
- Angina pectoris
- Arteriosklerose
- Leberzirrhose
- Zysten der Eierstöcke
- Erkrankungen der Atemwege
- Rheuma

Avena sativa (Hafer)
- ➢ schlechte Konzentration
- ➢ brennende Kopfschmerzen

Verschlechterung der Beschwerden: nicht bekannt
Verbesserung der Beschwerden: nicht bekannt

Anwendung:
- Schlafstörungen
- Nervosität
- Schwäche
- erschöpfende Erkrankungen
- Entzug von Alkohol oder Drogen

Barium carbonicum (Bariumcarbonat)

- vorzeitiges Altern
- hohe Infektanfälligkeit
- Mandelentzündungen treten immer wieder auf
- Lymphdrüsen sind verhärtet

Verschlechterung der Beschwerden: durch Kälte, Waschen und bei Wetterwechsel

Verbesserung der Beschwerden: durch Gehen und bei Selbstgesprächen

Anwendung:

- Entwicklungsstörungen bei Kindern
- chronische Mittelohrentzündung
- Nasen- und Rachenerkrankungen
- Bluthochdruck
- Störungen der Reizleitungen am Herz
- Arteriosklerose und bei Beschwerden, die daraus folgen, wie Schwindel und Gedächtnisstörungen

Belladonna (Tollkirsche)

- Erkrankungen mit hohem Fieber treten sehr plötzlich auf
- kein Durst
- pochende Schmerzen
- die Haut und die Schleimhäute sind heiß, rot und brennen

Verschlechterung der Beschwerden: am Abend und durch Kälte

Verbesserung der Beschwerden: beim Rückwärtsbeugen und im aufrechten Sitzen

Anwendung:

- Bindehautentzündungen
- Entzündungen der Mundschleimhäute
- Entzündungen am Zahnhalteapparat
- Bronchitis
- Pseudokrupp
- Magengeschwüre und Entzündungen der Magenschleimhaut
- nächtliches Einnässen
- Blasenentzündungen
- Menstruationsschmerzen
- Hexenschuss
- Entzündungen der Haut
- Nervenentzündungen und Nervenschmerzen
- Schwellungen an den Gelenken
- Muskelschmerzen
- scharlachartiger Hautausschlag

Bellis perennis (Gänseblümchen)

➢ Gebärmuttersenkungen, besonders typisch nach einer Überanstrengung mit Unterleibsziehen und Harnabgang

➢ Man fühlt sich wie überfahren von Krankheiten

Verschlechterung der Beschwerden: In der Nacht, am Morgen und durch Kälte

Verbesserung der Beschwerden: durch Bewegung und Wärme

Anwendung:

- Wundheilmittel bei Verletzungen und kleinen Blutergüssen
- Unterstützung bei der Gebärmutterrückbildung nach einer Geburt
- Förderung des Wochenflusses

Berberis vulgaris (Sauerdorn)

➢ Gallen- und Nierensteine

➢ Nieren- und Rückenschmerzen

➢ Schwächegefühl und Erschöpfung

Verschlechterung der Beschwerden: durch Bewegen und Anstrengung

Verbesserung der Beschwerden: durch Ausscheidungen

Anwendung:

- bei Nierenbeckenentzündungen
- Nierensteine, einhergehend mit stechenden Schmerzen
- Entzündungen der Gallenblase
- Gallensteine mit Übelkeit
- drückender Magen
- Hämorrhoiden
- Muskelrheumatitis
- Erkrankungen der Haut, wie Akne oder Nesselsucht

Bismutum subnitricum (Basisches Wismutnitrat)

➢ Magenschmerzen wechseln sich mit Kopfschmerzen ab

➢ empfindlicher Magen und empfindliche Schultern

➢ weiß belegte Zunge

➢ wechselnde Befindlichkeit

Verschlechterung der Beschwerden: durch Nahrungsaufnahme

Verbesserung der Beschwerden: durch Rückwärtsbeugen

Anwendung:

- Beschwerden im Magen
- Entzündungen der Magenschleimhaut
- Magengeschwür

Borax (Natriumborat)

- Angst vor Abwärtsbewegungen, wie beispielsweise in einem Lift, macht sich bemerkbar durch Übelkeit und Schwindel
- meistens schlechte Laune
- Empfindlichkeit gegenüber Geräuschen
- Entzündungen der Schleimhäute
- zittrige Glieder

Verschlechterung der Beschwerden: bei Nässe, durch Kälte und bei Abwärtsbewegungen

Verbesserung der Beschwerden: nach dem Stuhlgang und im Freien

Anwendung:

- bei Bewegungsbeschwerden, wie etwa Schwindel
- Bindehautentzündungen
- Geschwüre im Mund
- bei schlecht heilender Haut mit Eiter und weißem Ausfluss

Bovista (Bovist)

- Schweiß riecht nach Zwiebeln
- empfindliche Haut, beispielsweise Neigung zu Nesselsucht und Ausschlag
- Menstruationsschmerzen strahlen bis ins Kreuz
- Kopfschmerzen

Verschlechterung der Beschwerden: morgens sowie vor und während der Menstruation

Verbesserung der Beschwerden: durch Zusammenrollen

Anwendung:

- vor allem bei Frauen mit weißlichem Ausfluss und starker, langer Monatsblutung
- Schmerzen beim Eisprung und während der Menstruation

Bryonia dioica (Rotbeerige Zaunrübe)

- die Beschwerden sind meist auf der rechten Seite
- die Stimmung ist gereizt
- die Gelenke und die Muskulatur im Rücken schmerzen bei der kleinsten Bewegung
- trockener Husten
- Kopfschmerzen, auch bei Fieber

Verschlechterung der Beschwerden: durch Bewegen, Wärme und nach dem Essen

Verbesserung der Beschwerden: auf der rechten Seite liegend und an der frischen Luft

Anwendung:
- Beschwerden durch Schleimhautentzündungen, wie beispielsweise Magenschleimhautentzündungen oder Grippehusten
- akute Entzündungen der Gelenke
- Sehnenscheidenentzündung
- schmerzende Verspannungen der Muskel

Calcium carbonicum (Austernschalenkalk)

- ➢ Verschleppung der Krankheiten
- ➢ eher korpulent
- ➢ Kinder sind mager, der Bauch ist jedoch aufgetrieben

Verschlechterung der Beschwerden: durch Feuchtigkeit, Kälte und bei Anstrengung

Verbesserung der Beschwerden: liegend auf der schmerzhaften Seite

Anwendung:
- Kindermittel, beispielsweise bei Entwicklungsstörungen und Problemen in der Ernährung
- Erschöpfung
- Bronchitis
- Asthma bronchiale
- Entzündungen der Magenschleimhaut
- funktionelle Beschwerden des Herzens
- Inkontinenz
- Nierensteine

Calcium fluoratum (Calciumfluorid)

- ➢ keine starken Nerven
- ➢ depressive Stimmung
- ➢ innere Unruhe
- ➢ hektisch
- ➢ schnelles, unangenehm riechendes Schwitzen

Verschlechterung der Beschwerden: durch Kälte, nachts, bei einem leeren Magen und durch extreme Bewegungen

Verbesserung der Beschwerden: durch Nahrungsaufnahme und Wärme

Anwendung:
- für starke Knochen und ein straffes Bindegewebe
- bei Hämorrhoiden, die jucken und bluten
- Haarausfall
- Erkrankungen und Störungen der Nägel
- Krampfadern

Calcium jodatum (Calciumjodid)

➢ Drüsenprobleme, wie beispielsweise chronisch geschwollene Bauchspeicheldrüse oder Schilddrüse

➢ Polypen

➢ Haarausfall

➢ Ausschläge an der Haut mit Bläschen

➢ rissige Haut

Verschlechterung der Beschwerden: durch Wärme

Verbesserung der Beschwerden: durch frische Luft und nach der Nahrungsaufnahme

Anwendung:

• bei Lymphknotenvergrößerungen

• Entzündungen der Schleimhäute in den oberen Atemwegen

• bei chronischen Knocheneiterungen

Calcium phosphoricum (Calciumhydrogenphosphat)

➢ Neigung zu Blutarmut

➢ Blässe

➢ mager

➢ saures Aufstoßen, Blähungen, Erbrechen oder Bauchkrämpfe direkt nach der Nahrungsaufnahme

Verschlechterung der Beschwerden: durch Kälte, bei Anstrengung und einem Wetterumschwung

Verbesserung der Beschwerden: durch Nahrungsaufnahme und warmes Wetter

Anwendung:

• Kindermittel, beispielsweise bei Wachstumsschmerzen, Kopfschmerzen oder akuten Viruserkrankungen

Calcium sulfuricum (Calciumsulfat)

➢ wiederkehrende Entzündungen und Eiterungen der Haut und Schleimhäute

➢ brennende Fußsohlen

➢ die Leber entgiftet unzureichend

Verschlechterung der Beschwerden: durch Feuchtigkeit, Zugluft und in warmen Räumen

Verbesserung der Beschwerden: an der frischen Luft und durch trockene Luft

Anwendung:

• bei Abszessen und Furunkeln

• Ausschläge an der Haut

• Mittelohrentzündungen

• Nasennebenhöhlenentzündungen

• Entzündungen der Schleimhäute in den oberen Luftwegen

- mangelnder Appetit
- Entzündungen der Magenschleimhaut

Calendula officinalis (Ringelblume)

➢ gereizte Stimmung
➢ Lärmempfindlichkeit
➢ kalte Luft wird nicht gut vertragen
➢ Neigung zu eitrigen Wunden
➢ Zerschlagenheitsgefühl
➢ schlecht verheilende Narben

Verschlechterung der Beschwerden: durch Bewegung und Kälte

Verbesserung der Beschwerden: durch Ruhe

Anwendung:

- Mittel der Wahl für Wundheilungen

Camphora (Kampfer)

Krämpfe aller Art

➢ Kreislaufkollaps
➢ Kältegefühl
➢ blasses und kaltes Gesicht
➢ Schwächegefühl
➢ Symptomauslöser sind meist Erkältungen und Durchfall

Verschlechterung der Beschwerden: durch Bewegen, kalte Luft und Kälte

Verbesserung der Beschwerden: durch Wärme

Anwendung:

- bei Ohnmachtsanfällen
- Bauchschmerzen mit krampfendem Durchfall
- Schnupfen
- Anfangsstadium der Grippe
- Erfrierungen

Cantharis (Spanische Fliege)

➢ heftiges sexuelles Verlangen bei jeder Gelegenheit
➢ Blasenentzündungen mit wenig Urin und brennendem Schmerz

Verschlechterung der Beschwerden: durch Koffein, Berührung, kaltes Wasser und Bewegung

Verbesserung der Beschwerden: durch Wärme

Anwendung:

- bei allen auftretenden Entzündungen mit starken Schmerzen, wie beispielsweise Bronchitis

- Infekte der Harnwege, Entzündung des Harnleiters
- Nierenbeckenentzündungen
- Entzündung der Eierstöcke
- Sonnenbrand

Capsicum annuum (Spanischer Pfeffer)

- ➢ Trägheit
- ➢ Schwäche
- ➢ gerötete Wange und Nase
- ➢ empfindlich gegenüber Kälte

Verschlechterung der Beschwerden: durch Zugluft, im Freien und durch Berührungen

Verbesserung der Beschwerden: durch Wärme, Nahrungsaufnahme und Bewegung

Anwendung:

- Erkrankungen im Hals-Nasen-Ohrenbereich
- brennende Haut- und Schleimhautschmerzen
- Infektionen des Warzenfortsatzes des Schläfenbeins

Carbo vegetabilis (Holzkohle)

- ➢ aufgedunsene, ältere Menschen
- ➢ die Fingernägel und Lippen sind bläulich verfärbt
- ➢ das Ausatmen ist deutlich zu hören
- ➢ Blähungen riechen übel, nach zu fettigen Speisen
- ➢ Erleichterung durch Aufstoßen

Verschlechterung der Beschwerden: am Abend, in der Nacht und durch zu fettiges Essen

Verbesserung der Beschwerden: durch Kühle und frische Luft

Anwendung:

- bei zu viel Luft im Bereich des Magens und des Darms
- Herz-Kreislauf-Schwäche
- Störung der Durchblutung in den Beinen

Cardiospermum halicacabum (Herzsame)

- ➢ Heuschnupfen
- ➢ Schwindel
- ➢ die Brust fühlt sich eng an

Verschlechterung der Beschwerden: durch warmes Wetter

Verbesserung der Beschwerden: bei frischer Luft

Anwendung:
- bei Hauterkrankungen, die heftig jucken
- rheumatische Beschwerden

Carduus marianus (Mariendistel)
- mangelnder Appetit
- Erbrechen und Übelkeit
- Zahnabdrücke auf der Zunge
- Verstopfung und Durchfall wechseln sich ab
- niedergeschlagen und traurig

Verschlechterung der Beschwerden: durch Druck, Bewegung und bei feucht-warmem Wetter
Verbesserung der Beschwerden: durch warme Umschläge und Ruhe

Anwendung:
- Anregung der Leber und Galle
- zur Entgiftung der Leberzellen
- begleitend zur Chemotherapie
- Beschwerden durch Gallensteine
- Entzündungen der Gallenblase
- Muskelschmerzen
- Krampfadern
- Pfortaderstauung

Castor equi (von Equus caballus)
- dicke und rissige Haut
- spröde Nägel und Haare
- Beschwerden meist auf der rechten Seite
- immerzu laufende Nase
- permanentes Hungergefühl

Verschlechterung der Beschwerden: abends, im Sitzen und durch Berührungen
Verbesserung der Beschwerden: durch Druck

Anwendung:
- Entzündungen der Brustdrüsen
- rissige und wunde Brustwarzen
- Wachstumsstörungen der Nägel
- Fersenbeinsporn
- Warzen auf Brust und Stirn
- bei einem schmerzhaften Steißbein

Caulophyllum thalictroides (Frauenwurzel)

- die Monatsblutung ist eher selten
- schmerzende Menstruation, bis zur Brust
- Nervosität
- Schwäche
- ständiges Frösteln

Verschlechterung der Beschwerden: durch frische Luft, Kälte, Koffein sowie vor und während der Periodenblutung

Verbesserung der Beschwerden: nach Periodenende und durch Wärme

Anwendung:

- bei einer Wehenschwäche
- eine drohende Fehlgeburt
- Beschwerden in den Wechseljahren
- Zwischenblutungen

Causticum (Ätzkalk nach Hahnemann)

- stark ausgeprägte soziale Gerechtigkeit
- die Haut ist trocken
- rheumatische Beschwerden
- die zentralen und peripheren Nerven sind gelähmt

Verschlechterung der Beschwerden: in der Nacht, morgens nach dem Aufstehen, durch einen Schreck und Kälte

Verbesserung der Beschwerden: durch Wärme, auch im Bett und durch Feuchtigkeit

Anwendung:

- bei Heiserkeit
- Blasenschwäche
- Störungen bei der Wundheilung
- Warzen
- Verbrennungen
- Schmerzen bei der Regelblutung
- Nervenschmerzen sowie Entzündungen der Nerven
- Muskelrheumatitis

Chamomilla recutita (Kamille)

- Reizbarkeit
- Sensibilität
- Durchfall
- schleimiger, nicht verdauter Stuhl

Verschlechterung der Beschwerden: am Abend, in der Nacht, durch Koffein, Anstrengungen und Ärger

Verbesserung der Beschwerden: durch Wärme

Anwendung:

- in der Kinderheilkunde, beispielsweise beim Zahnen
- Periodenschmerzen
- Gesichtsneuralgien
- Bindehautentzündung
- Durchfall mit schleimigem Stuhl
- Bronchitis
- Nervenschmerzen
- Muskelrheumatitis

Chimaphila umbellata (Wintergrün)

➢ Wasserlassen nur im Stehen möglich

➢ schleimiger, eitriger Urin sowie dünner Strahl

Verschlechterung der Beschwerden: durch Sitzen auf einem kühlen Untergrund und bei feuchtkaltem Wetter

Verbesserung der Beschwerden: durch Gehen

Anwendung:

- Harnwegsentzündungen
- Entzündung der Prostata, einhergehend mit Schmerzen während des Wasserlassens
- Tumor bei Frauen
- Schmerzen aufgrund großer Brüste

China (Chinarinde)

➢ Schwäche durch Krankheit oder mangelnde Flüssigkeit

➢ nervös

➢ schmerzempfindlich

➢ auf Sinneseindrücke wird sehr sensibel reagiert

Verschlechterung der Beschwerden: durch Kälte, Zugluft und Berührung

Verbesserung der Beschwerden: durch Wärme und Druck

Anwendung:

- Durchfall, Blähungen
- durch einen Flüssigkeitsverlust kommt es zu Schwäche
- Kopfschmerzen treten immer wieder auf
- Bronchitis
- Asthma bronchiale
- Entzündungen der Magenschleimhaut
- Entzündungen der Gallenblase
- Probleme der Haut, wie beispielsweise Nesselsucht
- Gesichtsneuralgien
- Rheuma

Cimicifuga racemosa (Traubensilberkerze)

- niedergeschlagene und bedrückte Stimmung
- Ängstlichkeit
- Beschwerden in den Wechseljahren mit Hitzewallungen
- Empfindlichkeit gegenüber Kälte
- Schmerzen im Kopf- und Nackenbereich, die bis in die Arme ausstrahlen

Verschlechterung der Beschwerden: durch Feuchtigkeit und Kälte
Verbesserung der Beschwerden: durch Wärme

Anwendung:

- bei depressiven Verstimmungen
- Schlafstörungen, Migräne, Kopfschmerzen
- Beschwerden der Herzfunktion, einhergehend mit Druckgefühl und Schmerzen bis in den linken Arm
- Koliken
- Entzündungen der Gallenblase
- Menstruationsschmerzen
- zur Unterstützung bei einer Geburt, bei vorzeitigen Wehen
- Rheumaschmerzen
- Fibromyalgie

Cinnabaris (Zinnober)

- Beschwerden der oberen Atemwege
- schmerzempfindliche Nasennebenhöhlen
- Kopfschmerzen im Stirnbereich
- trockener Mund und Rachen

Verschlechterung der Beschwerden: liegend auf der rechten Seite
Verbesserung der Beschwerden: durch Ruhe und Liegen

Anwendung:

- zur Schleimlösung, insbesondere bei Nasennebenhöhlenentzündungen

Clematis recta (Aufrechte Waldrebe)

- chronisch entzündete Haut und Schleimhäute
- Beschwerden meist auf der rechten Seite
- Empfindlichkeit gegenüber Kälte

Verschlechterung der Beschwerden: nachts, durch Bettwärme, Waschen mit kaltem Wasser und Bewegung
Verbesserung der Beschwerden: durch Schwitzen und frische Luft

Anwendung:

- bei schmerzenden und vergrößerten Lymphknoten
- schmerzhafte und geschwollene Brüste
- Entzündungen der Hoden und Nebenhoden

- Beschwerden der Venen
- Hautausschlag mit Blasen

Cocculus (Kockelskörner)

- Erschöpfung und Schwäche
- Frieren von innen
- Schweißausbruch nach der kleinsten Anstrengung
- emotional und körperlich überfordert
- Wechseln der Symptome von einer Seite auf die andere Seite

Verschlechterung der Beschwerden: nach der Nahrungsaufnahme und nach dem Aufwachen

Verbesserung der Beschwerden: in Ruhe und sobald die Augen geschlossen sind

Anwendung:

- bei Stress und Nervosität
- Müdigkeit
- Jetlag
- Schwindel
- Störungen im Innenohr
- Neuralgie
- Reiseübelkeit

Coccus cacti (Rote Schildlaus)

- krampfender Reizhusten, bis zum Erbrechen
- Schleim zieht Fäden und ist zäh, schwer abhustbar

Verschlechterung der Beschwerden: durch Druck und Wärme

Verbesserung der Beschwerden: durch kühle Getränke, Ruhe und Gehen

Anwendung:

- Husten mit viel Schleim
- Asthma
- Entzündungen der Harnwege
- Nierenerkrankungen und Entzündungen

Coffea arabica (Kaffee)

- Nervosität
- Herzklopfen
- Kopfschmerzen
- Schlaflosigkeit
- Gedankenkarussell

Verschlechterung der Beschwerden: durch Aufputschmittel und Gerüche

Verbesserung der Beschwerden: durch Liegen und Wärme

Anwendung:
- Kopfweh
- Nervenschmerzen
- nach emotionalen Ereignissen mit Unruhe und Schlaflosigkeit
- ADHS
- Störungen der Sprachfunktion

Colchium autumnale (Herbstzeitlose)
- Erschöpfung und Schwäche
- Gefahr einer akuten Kreislaufschwäche
- rote, heiße und schmerzhafte Gelenke
- Magenschmerzen und Erbrechen
- Durchfall
- Bauchschmerzen
- Blähungen
- Übelkeit

Verschlechterung der Beschwerden: durch Aufregung, Anstrengung, Feuchtigkeit und Kälte
Verbesserung der Beschwerden: in Ruhe und durch Wärme

Anwendung:
- akuter Gichtanfall
- Gelenkschmerzen durch Gicht
- Rheumabeschwerden
- Entzündungen der Magenschleimhaut
- Brechdurchfall
- Übelkeit während der Schwangerschaft

Colocynthis (Bittergurke)
- Reizbarkeit
- Ungeduld
- Krämpfe und Koliken aufgrund von Wut und Zorn

Verschlechterung der Beschwerden: nachmittags, nachts und durch Bewegung
Verbesserung der Beschwerden: durch Gegendruck und Wärme

Anwendung:
- bei allen Arten von Krämpfen
- Ischiasschmerzen
- Kopfschmerzen
- Nervenschmerzen

Conium maculatum (Gefleckter Schierling)

- Schwindel
- schwache Muskeln
- zittrige Arme und Beine
- ältere Menschen ziehen sich emotional zurück

Verschlechterung der Beschwerden: durch Schlafen, am Morgen, nach Geschlechtsverkehr und bei Bewegung

Verbesserung der Beschwerden: durch Nahrungsaufnahme

Anwendung:

- Schwindel
- Vergesslichkeit
- Arteriosklerose
- Bindehautentzündung
- Sehstörungen
- zittrige Hände
- Husten mit schwer abhustbarem Schleim
- Beschwerden der Verdauung
- Magenschmerzen und Sodbrennen
- Vergrößerung der Prostata
- chronische Ausschläge der Haut

Corallium rubrum (Edelkoralle)

- krampfende Hustenanfälle
- Rauch- und Zwiebelgerüche werden nicht gut vertragen

Verschlechterung der Beschwerden: durch Kälte

Verbesserung der Beschwerden: durch Wärme

Anwendung:

- Beschwerden im Bereich der Nase und des Rachens, wie etwa Schnupfen und Kehlkopfentzündungen
- Bronchitis
- Keuchhusten
- Schuppenflechte, vor allem an Händen und Füßen

Crataegus (Weißdorn)

- nervös
- schlaflos
- der Blutdruck schwankt mit Schwindelgefühlen
- bei Anstrengung kommt es zu Atemnot und Kopfschmerzen
- Erschöpfung
- unregelmäßiger und schneller Puls
- Ausschläge am Unterkiefer

Verschlechterung der Beschwerden: durch Bewegen und Wärme

Verbesserung der Beschwerden: durch frische Luft und Ruhe

Anwendung:
- bei Herzbeschwerden
- Altersherz
- Herzschwäche
- Kreislaufbeschwerden
- hoher Blutdruck

Croton tiglium (Purgierkörner)

➢ der Durchfall ist gelb und wässrig und es kommt zu Ausschlägen an der Haut, beides tritt im Wechsel auf

➢ die Speiseröhre brennt

Verschlechterung der Beschwerden: nach dem Essen und Trinken, in der Nacht, durch Berührung und Kratzen

Verbesserung der Beschwerden: bei Ruhe

Anwendung:
- Bindehautentzündung
- Ausschläge der Haut im Bereich der Genitalien
- Gürtelrose
- Magenschleimhautentzündung
- Brustdrüsenentzündung
- Durchfall

Cuprum aceticum (Kupferacetat)

➢ Bauchkrämpfe

➢ Muskelkrämpfe

➢ Koliken

Verschlechterung der Beschwerden: in der Nacht, durch Berühren und Hitze

Verbesserung der Beschwerden: bei Gegendruck und durch Trinken von kaltem Wasser

Anwendung:
- Fieberkrämpfe
- Durchfall
- Magenschmerzen mit Krämpfen
- Bauchschmerzen mit Krämpfen
- Epilepsie
- Allergien gegen Nahrungsmittel
- Hautausschlag

Cuprum metallicum (Purgierkörner)

- alle Arten von Krämpfen
- Husten mit Schleim und Atemnot
- Übelkeit und Brechdurchfall
- epileptische Anfälle

Verschlechterung der Beschwerden: vor der Monatsblutung, in der Nacht, durch Erbrechen und Berühren

Verbesserung der Beschwerden: beim Trinken von kaltem Wasser

Anwendung:

- bei allen Arten von Krämpfen, wie Bauchkrämpfe, krampfige Bronchitis und Koliken
- Sehstörungen
- Flimmern vor den Augen
- Kopfschmerzen
- Migräne

Cyclamen europaeum (Alpenveilchen)

- Migräne
- Kopfschmerzen
- Augenflimmern
- unregelmäßige Periode
- Schluckauf
- niedergeschlagen
- missmutig

Verschlechterung der Beschwerden: im Stehen und Sitzen, an der frischen Luft

Verbesserung der Beschwerden: durch Bewegen und Wärme

Anwendung:

- bei allen Arten von Kopfschmerzen und Migräne
- Erbrechen in der Schwangerschaft
- flüssiger Schnupfen mit vermindertem Geruchssinn
- Beschwerden während der Periode

Cypripedium (Frauenschuh)

- Schlaflosigkeit
- geistige Überarbeitung
- ruhelos
- Ausschläge der Haut mit Bläschen und Juckreiz

Verschlechterung der Beschwerden: nicht bekannt

Verbesserung der Beschwerden: nicht bekannt

Anwendung:

- Ekzembehandlungen
- therapiebegleitend bei hyperaktiven Kindern

Dioscorea villosa (Yamswurzel)

- jegliche Arten von Krämpfen, beispielsweise im Magen, Darm oder der Blase
- schmerzhaft verkrampfte Rückenmuskulatur mit Schmerzen am Ischiasnerv
- Krämpfe in den Beugemuskeln der Finger und Zehen

Verschlechterung der Beschwerden: durch Zusammenkrümmen und Liegen, abends und nachts

Verbesserung der Beschwerden: durch Aufrechtstehen, Rückwärtsbeugen, Bewegen an der frischen Luft und Druck

Anwendung:

- bei kolikartigen Bauchschmerzen
- zur Entkrampfung
- Gallenblaskoliken und Harnwegskoliken
- starke Menstruationsschmerzen
- Nervenschmerzen

Drosera (Sonnentau)

- Reizhusten mit Krämpfen und Brustschmerzen
- nächtliche Hustenanfälle
- Heiserkeit
- ständiges Frieren
- Neigung zum Erbrechen

Verschlechterung der Beschwerden: durch Hinlegen und Trinken, nach Mitternacht

Verbesserung der Beschwerden: durch Stehen und Sitzen

Anwendung:

- bei Reizhusten
- Atemwegsentzündungen und Erkrankungen wie Keuchhusten

Dulcamara (Bittersüß)

- Asthma wechselt sich mit Durchfall oder Hautausschlägen ab
- Jede Erkältung verursacht eine Erkrankung am Auge, wie beispielsweise eine Bindehautentzündung

Verschlechterung der Beschwerden: durch den Wetterwechsel, die Kälte und Nässe

Verbesserung der Beschwerden: durch Wärme

Anwendung:

- Erkältungsschnupfen
- Asthma bronchiale
- Entzündungen der Magenschleimhaut
- Mittelohrentzündung
- Blasenentzündung

- Nierenbeckenentzündung
- Bindehautentzündung
- Muskelrheumatitis

Equisetum arvense (Ackerschachtelhalm)

➢ Gefühl einer vollen Blase, auch nach Entleerung
➢ der Schmerz im Harnleiter brennt beim Wasserlassen
➢ Blasenschmerzen nach dem Wasserlassen
➢ die Beschwerden treten meist rechts auf

Verschlechterung der Beschwerden: durch Berühren, Druck, Sitzen und Kälte
Verbesserung der Beschwerden: durch Wärme und Liegen

Anwendung:

- bei Nieren- und Blasenerkrankungen, wie beispielsweise einer Blasenentzündung oder Nierenbeckenentzündung
- Nierensteine
- Reizblase
- Bettnässen

Eupatorium perfolatium (Wasserhanf)

➢ empfindlich am gesamten Körper, beispielsweise tut alles weh und es herrscht ein Gefühl der völligen Zerschlagenheit
➢ galliges Erbrechen
➢ schmerzhafter Husten

Verschlechterung der Beschwerden: durch Bewegen, Nässe und Kälte
Verbesserung der Beschwerden: wenn der Oberkörper vorgebeugt wird, durch Abhusten und Ablenkung von den Beschwerden

Anwendung:

- bei Grippe mit Fließschnupfen, ebenso Bronchitis und einem schmerzhaften Husten
- Harnwegsentzündungen

Euphrasia (Augentrost)

➢ Empfindlichkeit gegenüber Licht
➢ die Tränen sind scharf und machen wund
➢ eitriges Sekret am Auge

Verschlechterung der Beschwerden: am Vormittag und durch Reibung der Augen
Verbesserung der Beschwerden: im Dunkeln und durch Kaffee

Anwendung:

- bei Augenerkrankungen, wie Bindehautentzündungen, mit scharfen Tränen
- Entzündungen der Magenschleimhaut

- Geschwür im Zwölffingerdarm
- gutartige Geschwulst in der Prostata

Fabiana imbricata (Pichi-Pichi)

➢ entzündete Schmerzen im Bereich der Nieren
➢ Nierengrieß und Nierensteine
➢ erhöhter Pegel der Harnsäure

Verschlechterung der Beschwerden: nicht bekannt
Verbesserung der Beschwerden: durch Lokalwärme

Anwendung:

- Entzündungen der Blase und der Nierenbecken
- Harnfisteln
- Nierensteine
- Prostataentzündung
- Erkrankungen der Leber
- Gallensteine

Ferrum metallicum (Metallisches Eisen)

➢ die Hautfarbe sieht gesund aus, obwohl eine Blutarmut herrscht
➢ rasche Erschöpfung
➢ minimierte Leistungsfähigkeit
➢ Geräusch- und Lichtempfindlichkeit
➢ Gefühl der Kälte am gesamten Körper, besonders an den Beinen

Verschlechterung der Beschwerden: um Mitternacht, durch Schwitzen und in Ruhe
Verbesserung der Beschwerden: durch langsames Bewegen

Anwendung:

- Kopfschmerzen
- gereizte Augenentzündungen
- flüssiger Schnupfen
- Entzündung des Kehlkopfes
- Infektionen im Magen-Darm-Bereich
- verlängerte Monatsblutung
- Muskelrheumatitis
- Harndrang in der Nacht

Ferrum phosphoricum (Phosphorsaures Eisen)

➢ Nervosität und Empfindlichkeit
➢ blasses Gesicht, aber schnelles Erröten
➢ bei Entzündungen kommt es zu einem leichten Temperaturanstieg

➢ Kinder sind, trotz Fieber, zufrieden
Verschlechterung der Beschwerden: in der Nacht
Verbesserung der Beschwerden: durch Kaltanwendungen

Anwendung:
- Mittelohrentzündung
- jegliche Entzündungen in den Anfangsstadien und damit einhergehend eine Behandlung der begleitenden Symptome, wie Fieber

Flor de piedra (Steinblüte)

➢ die Schilddrüse ist vergrößert
➢ gelblicher Durchfall
➢ Sodbrennen
➢ an der Kopfhaut, dem Bereich der Gürtellinie und dem Anus kommt es zu Juckreiz
➢ Kopfschmerzen auf der linken Seite
➢ Hände und Beine schmerzen auf der rechten Seite
Verschlechterung der Beschwerden: nicht bekannt
Verbesserung der Beschwerden: nicht bekannt

Anwendung:
- Schilddrüsenentzündung
- Kropfbildung
- Über- und Unterfunktion der Schilddrüse
- Entzündung der Gallenblase
- Hautausschläge

Fucus vesiculosus (Blasentang)

➢ Störungen der Verdauung, wie Verstopfungen
➢ Kopfschmerzen
➢ Druckempfindlichkeit der Schilddrüse
Verschlechterung der Beschwerden: nicht bekannt
Verbesserung der Beschwerden: nicht bekannt

Anwendung:
- Schilddrüsenfehlfunktionen, wie Unter- und Überfunktion
- vergrößerte Schilddrüse

Galphimia glauca (Galphimia)

➢ allergische Reaktionen in regelmäßigen Abständen, wie beispielsweise Heuschnupfen
Verschlechterung der Beschwerden: durch Wärme und beim Schwitzen
Verbesserung der Beschwerden: nicht bekannt

Anwendung:
- als Antiallergikum und Desensibilisierung
- bei Erkrankungen mit einer Allergie als Ursache, wie Asthma, Bronchitis, Schnupfen und Ausschlägen an der Haut

Glonoinum (Nitroglycerin)

➢ die Schmerzen in der Brust pochen und die Herzkranzgefäße verkrampfen sich

➢ Angina-pectoris-Anfälle lassen den Kopf hochrot werden und vermitteln das Gefühl, die Augen würden aus dem Kopf gedrückt werden

Verschlechterung der Beschwerden: durch Sonneneinstrahlung, Wärme und Erschütterung

Verbesserung der Beschwerden: durch Kaltanwendungen

Anwendung:
- bei allen Arten von Kopfschmerzen und Migräne
- Beschwerden des Herzens
- Glaukom
- Bluthochdruck
- Arteriosklerose
- Sonnenstich
- Blutungen der Netzhaut
- bei Geschwüren, die schlecht heilen
- Aufbrechen alter Narben

Gnaphalium polycephalum (Ruhrkraut)

➢ der Harnsäurespiegel im Blut ist erhöht

➢ Neigung zu Unterkühlungen

➢ wässriger Durchfall

➢ Blähungen und damit verbundene Bauchkrämpfe

➢ Ischiasschmerzen

➢ Krämpfe in den Waden

➢ die Beine fühlen sich taub an

Verschlechterung der Beschwerden: durch Bewegen und nasse Kälte

Verbesserung der Beschwerden: durch Anwinkeln der Arme und Beine sowie durch Sitzen

Anwendung:
- Schmerzen im Bereich der Lendenwirbelsäule
- Ischiasschmerzen

Graphites (Reißblei)

- langsamer Stoffwechsel
- schnelles Frieren
- Übergewicht
- Ängstlichkeit
- die Haut ist rissig und juckt
- Neigung zu Hautausschlägen

Verschlechterung der Beschwerden: Am Morgen, am Mittag und durch Wärme
Verbesserung der Beschwerden: an frischer Luft und durch Bewegen

Anwendung:

- Erkrankungen der Augen, wie beispielsweise ein Gerstenkorn
- chronischer Schnupfen
- Mittelohrentzündungen
- Beschwerden und Erkrankungen im Bereich des Magens und des Darms
- Reizdarm-Syndrom
- Hämorrhoiden

Grindelia robusta (Milzkraut)

- Atemaussetzen beim Schlafen
- schnarchende Atmung
- die Schleimbildung ist stark und lässt sich schwer lösen
- stechende Schmerzen in der Milz
- Augapfelschmerzen
- Ausschläge an der Haut mit Bläschen

Verschlechterung der Beschwerden: durch Liegen
Verbesserung der Beschwerden: im aufrechten Sitzen

Anwendung:

- Beschwerden der Atemwege
- Schlafapnoe
- Lungenemphysem

Guaiacum (Guajakharz)

- unangenehm riechender Schweiß
- Beschwerden im Magenbereich und Durchfall häufig im Sommer
- heftiges Schwitzen durch Entzündungen

Verschlechterung der Beschwerden: durch Wärme, Berühren und nasses Wetter
Verbesserung der Beschwerden: durch Druck

Anwendung:

- bei Schmerzen
- Kehlkopfentzündungen
- Mandelentzündungen

- Mittelohrentzündungen
- Bronchitis
- Entzündung des Rippenfells
- Rheuma

Hamamelis virginiana (Virginische Zaubernuss)

➢ Zerschlagenheitsgefühl
➢ schmerzhafte Muskeln und Gelenke
➢ oftmals kommen die Beschwerden im Zuge einer Entzündung

Verschlechterung der Beschwerden: durch Berühren und in warm-feuchter Luft
Verbesserung der Beschwerden: nicht bekannt

Anwendung:

- Stauungen in den Venen, beispielsweise Krampfadern
- akute Entzündungen der Venen
- bei starker Monatsblutung
- bei starkem Nasenbluten
- Reduzierung des Thromboserisikos

Haplopappus baylahuen (Baylahuenkraut)

➢ Apathie
➢ Schwindelgefühl
➢ Kopfschmerzen
➢ Herzrhythmusstörungen

Verschlechterung der Beschwerden: vormittags und beim Bücken
Verbesserung der Beschwerden: durch Ruhe

Anwendung:

- Kreislaufprobleme
- Kopfschmerzen
- betrübte Stimmung

Harpagophytum procumbens (Teufelskralle)

Leitsymptome:

➢ Beschwerden in den Gelenken und der Wirbelsäule
➢ Verdauungsprobleme
➢ Völlegefühl
➢ generelles Unbehagen

Verschlechterung der Beschwerden: durch einen Wetterumschwung und Feuchtigkeit
Verbesserung der Beschwerden: in Ruhe und im Liegen

Anwendung:
- bei vielen Arten von Gelenkbeschwerden, beispielsweise durch Abnutzen oder Verschleiß
- Erkrankungen der Wirbelsäule
- Kniescheibenverschleiß durch Sport
- Muskelrheuma

Hedera helix (Efeu)

➢ Schmerzen im Bereich der Schulter und der Arme von links nach rechts wandernd

➢ rasche Erkältungen im Frühling und im Herbst

Verschlechterung der Beschwerden: nachts, morgens und durch Wärme

Verbesserung der Beschwerden: abends, durch Bewegen und frische Luft

Anwendung:
- Erkrankungen der Schilddrüse, einhergehend mit Herzrasen und Zittern
- Bronchitis
- Ängstlichkeit
- Kreislaufschwäche
- Probleme und Beschwerden in den Gelenken, wie Arthritis
- Sehnenscheidenentzündung
- Nervenschmerzen
- Beschwerden und Erkrankungen im Magen-Darm-Bereich
- steife Gliedmaßen

Helonias dioica (Einkornwurzel)

➢ vor allem Frauen sind meist ausgebrannt und ausgelaugt

➢ kein sexuelles Verlangen

➢ häufig Schmerzen im Unterleib und im Kreuz

Verschlechterung der Beschwerden: durch das Fokussieren auf die Symptome und Beschwerden

Verbesserung der Beschwerden: durch Ablenkung

Anwendung:
- Mittel für Frauen
- Senkung der Gebärmutter
- Scheidenjuckreiz
- unerfüllter Kinderwunsch aufgrund einer Eierstockfehlfunktion
- Störungen der Monatsblutung
- Störungen des Stoffwechsels in der Schwangerschaft

Hepar sulfuris (Kalkschwefelleber)

- die Schleimhäute sind entzündet und es bildet sich ein zäher Schleim
- Hautausschläge und Hauteiterungen
- empfindlich gegenüber Kälte und Zugluft
- schmerzempfindlich

Verschlechterung der Beschwerden: nachts, morgens und durch Berühren
Verbesserung der Beschwerden: bei feuchtem Wetter und Wärme

Anwendung:

- Erkrankungen und Beschwerden im Bereich des Halses, der Ohren und der Nase mit einem grünlich und schwer lösbaren Schleim
- Lösung des länger festsitzenden Schleims
- langsame Besserung des Infekts
- bei eitrigen Erkrankungen der Haut, wie Akne oder Abszesse
- Entzündung des Nagelbetts

Hydrastis canadensis (Kanadische Gelbwurz)

- Verstopfung
- Hitzewallungen
- weißliche und dicke Sekrete an den Schleimhäuten
- Gefühl der Magenabsenkung

Verschlechterung der Beschwerden: in warmen Räumen, durch Wind und Kälte
Verbesserung der Beschwerden: durch Ausscheidungen

Anwendung:

- Nasen- und Mundbeschwerden, wie chronischer Schnupfen oder Aphthen
- Mittelohrentzündung
- Entzündung des Lids
- Magenschleimhautentzündung
- Darmschleimhautentzündung
- bei Ohrgeräuschen
- Gallenkolik
- Verstopfungen
- Hämorrhoiden
- Hepatitis

Hydrocotyle asiatica (Asiatischer Wassernabel)

- Absonderungen brennen und machen wund
- trockene, gerötete und verdickte Haut
- Schweißfüße

Verschlechterung der Beschwerden: nicht bekannt
Verbesserung der Beschwerden: nicht bekannt

Anwendung:

- Erkrankungen der Haut, wie Ekzeme oder Schuppenflechte

- Urogenitalbeschwerden
- Juckreiz in der Vagina und weißlicher Ausfluss

Hyoscyamus niger (Bilsenkraut)

➢ Krämpfe in den Muskeln, einhergehend mit Zuckungen
➢ Beschwerden aufgrund von psychischen Belastungen
➢ ungewollter Urin- und Stuhlabgang bei epileptischen Anfällen

Verschlechterung der Beschwerden: bei der Nahrungsaufnahme, liegend auf der rechten Seite, durch Kälte und während der Monatsblutung

Verbesserung der Beschwerden: im Bücken und im aufrechten Sitzen

Anwendung:

- Keuchhusten
- Bronchitis
- Kitzelhusten

Hypericum perforatum (Johanniskraut)

➢ Verletzung der Nerven aufgrund von Unfällen oder einer Verletzung des Rückenmarks
➢ stechende und schießende Schmerzen längs der Nervenbahn

Verschlechterung der Beschwerden: in geschlossenen Räumen, durch Kälte und Berühren

Verbesserung der Beschwerden: durch Strecken

Anwendung:

- bei allen Verletzungen der Nerven
- bei Schäden der Nerven
- nach einem Bandscheibenvorfall
- nach Gürtelrose

Ignatia (Ignatiusbohne)

➢ sensibel
➢ emotional
➢ romantisch
➢ hysterisch
➢ Lachen und Weinen nach einem emotionalen Ereignis
➢ die Stimmung ist wechselhaft

Verschlechterung der Beschwerden: am Morgen, durch Kummer und bei Sorgen

Verbesserung der Beschwerden: bei der Nahrungsaufnahme

Anwendung:

- bei Menstruationsschmerzen
- zu starke und zu frühe Monatsblutung mit dunklem Blut

- depressive Stimmung
- Migräne
- Kopfschmerzen
- Asthma bronchiale
- Entzündung der Magenschleimhaut
- Geschwür im Zwölffingerdarm
- Nervenschmerzen
- Ischiasschmerzen

Ipecacuanha (Brechwurzel)

- die Übelkeit ist stark und fortdauernd
- keine Besserung durch Erbrechen
- feuchter Mund
- Nasenbluten ist möglich

Verschlechterung der Beschwerden: am Abend und nachts
Verbesserung der Beschwerden: in Ruhe
Anwendung:

- alle Arten von Erkrankungen, einhergehend mit Übelkeit, Erbrechen, Blutungen und Husten

Iris versicolor (Buntfarbige Schwertlilie)

- Beschwerden im Magen-Darm-Bereich
- Sodbrennen, saures Erbrechen
- Kolikbauchschmerzen
- Durchfall
- vermehrte Bildung von Speichel

Verschlechterung der Beschwerden: am Abend, in der Nacht und durch Ruhe
Verbesserung der Beschwerden: durch sanftes und fortwährendes Bewegen
Anwendung:

- Migräne, einhergehend mit Erbrechen, Flimmern vor den Augen und Sehstörungen
- Erkrankungen im Magen-Darm-Bereich
- Entzündung der Bauchspeicheldrüse
- Entzündung der Gallenblase
- Erbrechen während der Schwangerschaft
- Nervenschmerzen, z. B. am Ischias

Jodum (Jod)

- ➢ Unruhe
- ➢ chronischer Schnupfen
- ➢ das Gewicht reduziert sich trotz eines guten Appetits
- ➢ innerliche Hitze
- ➢ großer Durst

Verschlechterung der Beschwerden: morgens, beim Fasten und im Frühling, mal auch im Herbst

Verbesserung der Beschwerden: durch Nahrungsaufnahme, Ablenkung, Kälte und Bewegen

Anwendung:

- Erkrankungen der Atemwege, wie beispielsweise Asthma bronchiale, Schnupfen und Bronchitis
- Bluthochdruck
- Arteriosklerose
- Entzündung der Bauchspeicheldrüse, der Magenschleimhaut
- Erbrechen in der Schwangerschaft
- Entzündung der Eierstöcke
- nervöse Herzbeschwerden
- Erkrankungen der Haut, wie Akne
- Entzündungen der Sehnen oder der Knochenhaut
- Schilddrüsenüberfunktion

Kalium bichromicum (Kaliumdichromat)

- ➢ Erkrankungen der Haut und Schleimhäute, einhergehend mit Entzündungen
- ➢ Alkohol, vor allem Bier, wird nicht vertragen

Verschlechterung der Beschwerden: bei Kälte

Verbesserung der Beschwerden: durch Nahrungsaufnahme und Wärme

Anwendung:

- bei allen Erkrankungen und Beschwerden mit einem zähen Schleim, der wie ein Faden gezogen werden kann und dessen Sekret einen unangenehmen Geruch aufweist, wie beispielsweise bei einer Nasennebenhöhlenentzündung oder einer Mandelentzündung
- Entzündung des Zahnfleischs

Kalium carbonicum (Pottasche)

- ➢ äußere Einflüsse machen ängstlich und nervös
- ➢ schwache Kondition
- ➢ rasches Schwitzen bei minimaler Anstrengung

Verschlechterung der Beschwerden: liegend auf der kranken Seite und durch Kälte

Verbesserung der Beschwerden: durch Wärme

Anwendung:

- depressive Stimmung
- Zustände der Erschöpfung
- bei einer mühsamen Genesung
- Entzündungen des Herzmuskels
- kolikartige Blähungen
- nach einem Herzinfarkt
- Verstopfung
- Hämorrhoiden
- Inkontinenz
- Rheumabeschwerden

Kalium phosphoricum (Kaliumphosphat)

➢ Kopfschmerzen
➢ nervenschwach und ängstlich
➢ Schwindelgefühl
➢ Ohrsummen
➢ Verlust der Stimme
➢ leeres Gefühl im Bauch

Verschlechterung der Beschwerden: morgens, durch Anstrengung und Nahrungsaufnahme

Verbesserung der Beschwerden: in Ruhe und durch Wärme

Anwendung:

- bei Nervengeschichten, wie etwa Überanstrengung, nervösen Erschöpfungen und Schwächegefühl
- Beschwerden im Magen-Darm-Bereich aufgrund von psychosomatischen Störungen

Kreosotum (Buchenholzteer)

➢ Absonderungen, wie etwa Schleim, Menstruationsblutung oder Ausfluss, riechen übel, machen wund und brennen
➢ zu frühe und zu starke Periodenblutung

Verschlechterung der Beschwerden: nach der Menstruation, durch Ruhe und Kälte

Verbesserung der Beschwerden: durch Bewegen und Wärme

Anwendung:

- bei Bettnässen
- Entzündungen des Darms
- unangenehm riechender Durchfall
- Karies

- Ausschläge an der Haut
- vaginaler Juckreiz
- zu frühe, zu lange und zu starke Monatsblutung

Lac caninum (Hundemilch)

➢ die Beschwerden wechseln täglich die Seite

➢ die weibliche Brustdrüse schmerzt heftig

➢ erkrankte Bereiche des Körpers reagieren sehr empfindlich auf Berührungen

Verschlechterung der Beschwerden: am ersten Tag der Erkrankung ist es am Morgen schlechter, am zweiten Tag abends, durch Berühren und Erschüttern

Verbesserung der Beschwerden: durch Kaltanwendungen

Anwendung:

- Entzündungen der Mandeln
- Entzündungen der Brustdrüsen
- Ischiasschmerzen
- schmerzende Monatsblutung bis in die Beine

Lachesis (Buschmeisterschlange)

➢ körperliche Beschwerden durch Sorgen und Kummer

➢ Symptome meist erst auf der linken Seite, die Schmerzen wandern etwas später auf die rechte Seite

➢ durch eine Umstellung der Hormone treten die Beschwerden meist ein

Verschlechterung der Beschwerden: in der Nacht und durch Hitze

Verbesserung der Beschwerden: durch das Ausscheiden von Absonderungen

Anwendung:

- bei Beschwerden in den Wechseljahren
- PMS
- Grippe
- Keuchhusten
- Bronchitis
- Entzündungen der Lunge
- Halsschmerzen
- Entzündungen der Mundschleimhaut
- Bluthochdruck
- Entzündung der Venen
- nach einem Schlaganfall

Lachnanthes tinctoria (Rotwurzel)

Leitsymptome:

- Migräne auf der rechten Seite
- die Nacken- und Halsmuskulatur schmerzt

Verschlechterung der Beschwerden: durch Kälte, Geräusche und bewegen

Verbesserung der Beschwerden: nicht bekannt

Anwendung:

- bei Schädigungen der Nerven, einhergehend mit Schmerzen und Beschwerden
- Rheuma
- Syndrom der Halswirbel, wobei die Schmerzen stechen und brennen
- bei einem Schiefhals

Lapis albus (Gneis)

- vergrößerte Lymphknoten an der Brust, der Schilddrüse und der Gebärmutter
- die Schmerzen sind stechend und lassen zusammenzucken

Verschlechterung der Beschwerden: nicht bekannt

Verbesserung der Beschwerden: nicht bekannt

Anwendung:

- bei einer vergrößerten Schilddrüse mit Kropfbildung
- bei vergrößerten Lymphknoten
- gutartige Wucherungen im Bindegewebe
- Fisteln treten mehrfach auf

Latrodectus mactans (Schwarze Witwe)

- krampfartig zusammengezogene Blutgefäße mit Herzschmerzen
- eiskalte und marmorierte Haut
- Neigung zu Kreislaufschwäche

Verschlechterung der Beschwerden: durch zu wenig Schlaf und durch Bewegen

Verbesserung der Beschwerden: durch Ruhe

Anwendung:

- periphere Durchblutungsstörungen
- Angina pectoris
- nach einem Herzinfarkt

Ledum palustre (Sumpfporst)

- bleibende bläuliche Hautverfärbungen nach Verletzungen
- Frösteln
- Neigung zu Hauteinblutungen
- knackende und krachende Gelenke bei Bewegung

Verschlechterung der Beschwerden: in der Nacht, durch Wärme im Bett und Bewegung
Verbesserung der Beschwerden: durch Kaltanwendungen und Kälte
Anwendung:
- nach einem Zeckenbiss
- nach einer Stichwunde
- bei Insektenstichen
- Schmerzen der Gelenke durch Rheuma
- Blutergussrückbildung am Auge

Leonurus cardiaca (Herzgespann)
- Nervosität
- rasender Puls, oft aufgrund einer Schilddrüsenüberfunktion
- Durchfall
- Bauchkrämpfe

Verschlechterung der Beschwerden: nicht bekannt
Verbesserung der Beschwerden: in Ruhe
Anwendung:
- Herzbeschwerden durch Nervosität oder Schilddrüsenüberfunktion
- Herzbeschwerden durch aufgeblähten Magen und Darm

Lithium carbonicum (Lithiumcarbonat)
- Herzschmerzen und Brennen beim Urinieren
- trüber Urin
- Knötchen an kleinen Gelenken, aber auch an der Schulter und am Knie
- schuppige, juckende und raue Haut

Verschlechterung der Beschwerden: morgens, durch kurzes Bewegen
Verbesserung der Beschwerden: durch längeres Bewegen
Anwendung:
- Entzündungen der Nierenbecken
- bei hohen Werten der Harnsäure
- Herzrhythmusstörungen
- Rheumabeschwerden

Lobelia inflata (Indianischer Tabak)
- Neigung zu Kollaps
- Erbrechen
- Übelkeit
- Bronchien ziehen sich zusammen

Verschlechterung der Beschwerden: morgens

Verbesserung der Beschwerden: beim Trinken von einem Schluck Wasser

Anwendung:

- Asthma bronchiale
- Erbrechen in der Schwangerschaft
- Unterstützung bei der Rauchentwöhnung
- Bronchitis, einhergehend mit Atemnot, einer engen Brust und trockenem Husten

Luffa operculata (Kürbisschwämmchen)

➢ chronische Nasenschleimhautentzündung, zeigt sich durch fortwährende Müdigkeit und unzureichende Leistungsfähigkeit

➢ Nasennebenhöhlenentzündung klingt nicht ab, dabei ist der Schleim zäh und die Nasenschleimhäute sind trocken

Verschlechterung der Beschwerden: bei trockener Luft und am Morgen

Verbesserung der Beschwerden: durch frische Luft

Anwendung:

- Nasennebenhöhlenentzündung
- trockene Reizungen in der Nase
- Kopfschmerzen in der Stirn
- Fließschnupfen, der immer wieder auftritt
- bei allen genannten Erkrankungen auch mit allergischer Ursache

Lycopodium clavatum (Bärlapp)

➢ schnelles Sättigungsgefühl

➢ Blähungen

➢ Völlegefühl

➢ die Beschwerden treten meist auf der rechten Seite auf

Verschlechterung der Beschwerden: nach der Nahrungsaufnahme und bei geschlossenem Raum

Verbesserung der Beschwerden: durch Bewegen und frische Luft

Anwendung:

- Haarausfall
- Altersbeschwerden, wie Ergrauen, abschwächendes Gedächtnis und vorzeitiges Altern
- Beschwerden im Bereich der Nase und des Rachens
- Leiden der Leber, durch beispielsweise eine Entzündung oder Gallensteine

Lycopus virginicus (Virginischer Wolfsfuß)

➢ Beschwerden am Herzen, wie Herzrasen oder heftiges Herzklopfen

➢ meist kann dies mit einer Schilddrüsenüberfunktion oder den Wechseljahren in Verbindung gebracht werden

Verschlechterung der Beschwerden: bei Bewegung und Wärme

Verbesserung der Beschwerden: nicht bekannt

Anwendung:

- Schilddrüsenüberfunktion
- unregelmäßiger Puls
- zittrige Hände
- Ängstlichkeit und Unruhe

Magnesium carbonicum (Basisches Magnesiumcarbonat)

➢ große Nervosität

➢ Gereiztheit

➢ cholerische Anfälle

➢ Frösteln

➢ Schmerzen und Krämpfe

➢ heftige Müdigkeit tagsüber

Verschlechterung der Beschwerden: nachts, durch Schreck und Ärger sowie während der Monatsblutung

Verbesserung der Beschwerden: durch frische Luft

Anwendung:

- Migräne
- Kopfschmerzen
- Entzündungen der Schleimhäute der oberen Atemwege
- Mittelohrentzündung
- Schilddrüsenüberfunktion
- rasender Puls
- Schwindel
- Akne
- gutartiges Geschwulst an der Prostata

Magnesium chloratum (Magnesiumchlorid)

➢ chronisches Leberleiden

➢ schmerzende Muskeln und Nerven

➢ ruhelos

➢ Erschöpfung

Verschlechterung der Beschwerden: durch Genussmittel und kühle Getränke sowie am Meer

Verbesserung der Beschwerden: durch Druck und Bewegen

Anwendung:
- Kopfschmerzen
- Migräne
- Schilddrüsenüberfunktion
- Hexenschuss
- Entzündungen der Magen- und Darmschleimhaut
- Schnupfen

Magnesium fluoratum (Magnesiumfluorid)

➢ Müdigkeit
➢ Abgeschlagenheit
➢ die Leistungsfähigkeit ist ungenügend

Verschlechterung der Beschwerden: sehr früh morgens
Verbesserung der Beschwerden: an der frischen Luft

Anwendung:
- zur Entgiftung nach Infektionskrankheiten
- bei einer nicht eintretenden Genesung

Magnesium phosphoricum (Phosphorsaures Magnesium)

➢ schnelle Müdigkeit und Erschöpfung
➢ krampfartige Schmerzen und Koliken im Bereich des Magens, Darms, der Nieren und der Galle
➢ krampfige Periodenschmerzen
➢ Reizhusten, der einem Keuchhusten ähnelt
➢ Nervenschmerzen

Verschlechterung der Beschwerden: in der Nacht, durch nächtliche Zugluft und Kälte
Verbesserung der Beschwerden: durch Massagen, Wärme und Druck

Anwendung:
- Nervenschmerzen
- Krämpfe
- Muskelschmerzen
- Zahnschmerzen
- Neuralgien
- Menstruationsschmerzen
- Herzbeschwerden durch Nervosität

Mahonia aquifolium (Mahonie)

➢ Hautveränderungen mit Schuppen, Entzündungen, Mitessern und Pusteln

Verschlechterung der Beschwerden: nicht bekannt

Verbesserung der Beschwerden: nicht bekannt

Anwendung:

- Akne und Mitesser
- Schuppenflechte
- eingerissene Fingerkuppen

Mandragora e radice (Alraune)

- ➢ Apathie
- ➢ Depressionen
- ➢ Nervosität
- ➢ Gereiztheit
- ➢ Geräuschempfindlichkeit
- ➢ Kopfschmerzen
- ➢ Sausen in den Ohren

Verschlechterung der Beschwerden: durch schwüles Wetter, Aufregung, nach Mitternacht und durch Stehen

Verbesserung der Beschwerden: durch frische Luft, Bewegung und Nahrungsaufnahme sowie im Stehen

Anwendung:

- Migräne
- Kopfschmerzen
- Herzschmerzen und Enge in der Brust
- Verstopfung
- Erbrechen in der Schwangerschaft
- Beschwerden im Magenbereich
- Sodbrennen
- Hepatitis
- Entzündungen der Gallenblase oder der Bauchspeicheldrüse
- Reizungen des Ischias
- Nervenschmerzen

Marum verum (Katzengamander)

- ➢ chronische Nasennebenhöhlen- und Nasenschleimhautentzündungen
- ➢ Rückenschmerzen mit Schluckauf
- ➢ juckender Anus in der Nacht und nach Stuhlgang

Verschlechterung der Beschwerden: im Herbst, im Winter, bei Nebel und durch Liegen

Verbesserung der Beschwerden: durch Essen

Anwendung:

- bei chronischem Schnupfen
- Bronchitis

- Nasenpolypen
- bei Gallensteinleiden

Medicago sativa (Alfalfa)

➢ Appetitlosigkeit, jedoch großer Durst, wechselt sich ab mit Heißhunger, meist vormittags, und wenig Durst
➢ vorzugsweise süße Speisen
➢ Blähungen mit Schmerzen einige Stunden nach der Nahrungsaufnahme
➢ gelblicher und schmerzhafter Stuhl

Verschlechterung der Beschwerden: am Abend
Verbesserung der Beschwerden: nicht bekannt

Anwendung:

- bei Problemen der Genesung
- bei körperlicher Überanstrengung
- unzureichende Milchproduktion während des Wochenbetts
- bei Problemen in der Ernährung, beispielsweise mangelnder Appetit

Mercurius corrosivus (Quecksilber(II)-chlorid)

➢ Sekrete sind scharf und machen wund
➢ keine Besserung nach Absonderungen
➢ entzündetes Zahnfleisch
➢ Bläschen an der Mundschleimhaut
➢ großer Speichelfluss
➢ der Mund riecht unangenehm

Verschlechterung der Beschwerden: nachts, durch wärmende Getränke und Berührung
Verbesserung der Beschwerden: in Ruhe

Anwendung:

- Zahnfleischentzündungen
- Entzündungen der Mundschleimhaut
- Mandelentzündungen
- Kehlkopfentzündungen
- Magen-Darm-Entzündungen
- Nierenentzündungen
- Harnwegsentzündungen
- Hand-Fuß-Mund-Krankheit bei Kindern

Mercurius cyanatus (Quecksilber(II)-cyanid)

- die Mundschleimhaut ist heftig entzündet
- weißlich-grauer Belag auf den Mandeln
- geschwollene und schmerzhafte Lymphknoten
- Halsschmerzen
- Fieber
- unangenehm riechender Schweiß

Verschlechterung der Beschwerden: in der Nacht und bei minimaler Anstrengung

Verbesserung der Beschwerden: durch Ruhe

Anwendung:

- bei Mund- und Racheninfektionen
- Angina mit Eiter
- Dickdarmentzündungen

Mercurius solubilis (Quecksilber nach Hahnemann)

- hochsensibel
- Unruhe
- häufige Entzündung der Schleimhäute
- metallischer Geschmack
- unangenehmer Mundgeruch
- vermehrte Speichelproduktion

Verschlechterung der Beschwerden: in der Nacht, in warmen Räumen oder im Bett und bei nassem und kaltem Wetter

Verbesserung der Beschwerden: durch Ruhe und kühle Getränke

Anwendung:

- Abszesse
- Furunkel
- Mundschleimhautentzündungen
- Entzündungen des Rachens
- Bindehaut- oder Augenlidentzündung
- Mittelohrentzündung
- Entzündungen der Eierstöcke und der Gebärmutterschleimhaut
- blutige Hämorrhoiden
- Nervenschmerzen

Millefolium (Schafgarbe)

- hellrote Menstruationsblutung
- bei langsamen Bewegungen kommt es zu Schwindel

Verschlechterung der Beschwerden: durch Druck und durch Kälte

Verbesserung der Beschwerden: durch Bewegen

Anwendung:
- bei hellroten Blutungen, wie beispielsweise Monatsblutung, Hämorrhoiden, Wunden oder aus den Schleimhäuten, z. B. aus der Nase

Naja naja (Brillenschlange)
- Hals und Herz fühlen sich eng an
- der Blutdruck schwankt
- ungenügende Leistungsfähigkeit
- Kreislaufschwäche

Verschlechterung der Beschwerden: morgens, nach dem Schlafen, durch Koffein, starke Gewürze und Bewegung
Verbesserung der Beschwerden: durch frische Luft
Anwendung:
- Entzündung des Herzmuskels
- Schmerzen im Herz bis zum linken Arm
- Herzschwäche mit stauendem Husten
- Störungen der Reizleitungen im Herzen

Natrium chloratum (Kochsalz)
- vergangene Erlebnisse und Ereignisse werden festgehalten
- bereits langanhaltender Kummer
- Reduzierung des Körpergewichts, obwohl der Appetit groß ist
- die Haut ist trocken

Verschlechterung der Beschwerden: am Morgen, am Mittag, durch Sonneneinstrahlung, Geräusche und am Meer
Verbesserung der Beschwerden: durch frische Luft und am späten Nachmittag
Anwendung:
- Augenentzündungen
- intensive Niesanfälle
- Schnupfen mit laufender Nase
- Lippenherpes
- eingerissene Mundwinkel
- Akne
- psychische Beschwerden

Natrium sulfuricum (Glaubersalz)
- Flüssigkeitsansammlungen im Gewebe
- gelblich-grüne Absonderungen
- Kopfschmerzen kommen meist nach Verletzungen oder Unfällen
- der Bereich der Leber reagiert empfindlich auf Berührungen

- ➢ schnelles Frieren
- ➢ depressiv

Verschlechterung der Beschwerden: bei Feuchtigkeit
Verbesserung der Beschwerden: bei trockener Wärme

Anwendung:
- bei Schmerzen in den Muskeln und Gelenken
- Hepatitis
- Entzündungen der Magenschleimhaut und der Gallenblase
- Schnupfen
- Bronchienverengung

Nux moschata (Muskatnuss)

- ➢ die Haut und die Schleimhäute sind trocken
- ➢ Muskelschmerzen und Gelenkschmerzen sind meist auf der linken Seite
- ➢ Ohnmachtsanfälle kommen vor
- ➢ Schläfrigkeit

Verschlechterung der Beschwerden: bei Stress, Nässe und Kälte
Verbesserung der Beschwerden: bei Wärme

Anwendung:
- Schnupfen
- Entzündungen des Rachens und der Luftröhre
- bei Schläfrigkeit oder auch Hysterie
- Erbrechen in der Schwangerschaft
- Störungen der Verdauung, wie Blähungen
- Beschwerden im Magenbereich
- Schmerzen in den Muskeln und Gelenken

Nux vomica (Brechnuss)

- ➢ Magenschmerzen
- ➢ die inneren Organe krampfen
- ➢ Nervosität
- ➢ Hysterie

Verschlechterung der Beschwerden: durch Nahrungsaufnahme und Kälte
Verbesserung der Beschwerden: durch Wärme und am Abend

Anwendung:
- bei einem „Kater“
- Kopfschmerzen
- Migräne
- trockene Nase
- Nasenbluten
- lindernd bei Aufnahme verdorbener Nahrung

- Beschwerden im Magen-Darm-Bereich, wie Verstopfung und Schleimhautentzündung
- Brechreiz und Übelkeit

Okoubaka (Okoubaka)

- die Zunge ist gelb-gräulich belegt
- Übelkeit
- Blähungen
- Unverträglichkeit verschiedener Nahrungsmittel
- Umstellung der Ernährung
- Aufstoßen

Verschlechterung der Beschwerden: durch Tabak
Verbesserung der Beschwerden: durch Fasten

Anwendung:

- zur Darmsanierung und Stabilisation der Darmflora
- bei Anfälligkeiten von verschiedenen Infekten, wie beispielsweise der Harnwege, dem Hals, der Nase, den Ohren, dem Genitalbereich, der Atemwege sowie dem Magen und dem Darm

Oleander (Oleander)

- mangelnde Konzentrationsfähigkeit, verstärkt durch Verstopfungen
- die obere Gliedmaßenmuskulatur ist angespannt, die untere Muskulatur ist schlaff
- Sehstörungen und Schwindel
- Entzündung der Darmschleimhaut mit kolikartigen Schmerzen
- Herzschmerzen durch beginnende Herzschwäche

Verschlechterung der Beschwerden: durch Ruhe und geistige Anstrengung sowie beim Entkleiden
Verbesserung der Beschwerden: durch Alkohol

Anwendung:

- bei Herzproblemen, wie Angina pectoris
- nach einem Herzinfarkt
- nach einer Entzündung des Herzmuskels
- Infekte im Magen-Darm-Bereich
- Ekzeme

Opium (Schlafmohn)

- Schläfrigkeit
- reduzierte Empfindlichkeit gegenüber Schmerzen
- Reflexe sind verringert, dennoch schreckhaft

Verschlechterung der Beschwerden: durch Wärme und nach Schlaf
Verbesserung der Beschwerden: durch Kälte

Anwendung:
- Arteriosklerose
- Lähmung des Darms
- nach einem Schlaganfall
- nach einer Gehirnerschütterung, wenn Angst und Schreck die Folgen sind

Paloondo / Larrea mexicana (Kreosotbusch)

- ➢ Verhärtungen der Muskel, die schmerzen
- ➢ Schmerzen der Knochen aufgrund von Osteoporose
- ➢ Beschwerden der Wirbelsäule

Verschlechterung der Beschwerden: nach langem Stehen und am Abend
Verbesserung der Beschwerden: bei Wärme

Anwendung:
- Rheumabeschwerden mit Schmerzen in den Muskeln und Gelenken

Pareira brava (Grießwurz)

- ➢ es kommt immer wieder zu Harnwegsentzündungen
- ➢ Gefühl, dass die Blase sich dehnt
- ➢ plötzlicher Harndrang mit nachtröpfelndem Urin
- ➢ Kolikschmerzen

Verschlechterung der Beschwerden: in der Nacht
Verbesserung der Beschwerden: durch Beugen nach vorn

Anwendung:
- Harn- und Nierenerkrankungen
- Prostatavergrößerung
- fortwährender Harndrang
- Schmerzen beim Wasserlassen

Paris quadrifolia (Einbeere)

- ➢ Kopfschmerzen mit Druck auf die Augen
- ➢ Nervosität
- ➢ der Tastsinn ist mangelhaft
- ➢ die linke Körperseite ist oftmals von den Beschwerden betroffen

Verschlechterung der Beschwerden: bei geistiger Anstrengung, Berührung, durch das Rauchen und im Sitzen
Verbesserung der Beschwerden: durch Druck

Anwendung:
- Nervenschmerzen

- Kopfschmerzen
- Lendenwirbelsäulenbeschwerden
- Halsbeschwerden
- Unterstützung bei einem hohen Druck in den inneren Augen

Passiflora incarnata (Passionsblume)

- ➢ Schlafstörungen
- ➢ innere Unruhe
- ➢ Erschöpfung
- ➢ Kopfschmerzen
- ➢ nächtliches Husten
- ➢ Völlegefühl nach der Nahrungsaufnahme

Verschlechterung der Beschwerden: nicht bekannt
Verbesserung der Beschwerden: nicht bekannt
Anwendung:

- zur Stärkung der Nerven und zur Förderung des Schlafes
- bei schlechter Verfassung auf seelischer Ebene
- Krämpfe der Muskeln
- Keuchhusten
- neuralgische Schmerzen

Petroleum (Steinöl)

- ➢ die Haut juckt, ist trocken und blutet leicht
- ➢ Übelkeit
- ➢ Beschwerden im Magen-Darm-Bereich
- ➢ Schwächegefühl

Verschlechterung der Beschwerden: morgens und im Winter
Verbesserung der Beschwerden: bei Wärme
Anwendung:

- Reisekrankheit
- Schwindel
- Depressionen
- Augenlidentzündungen
- Bindehautentzündungen
- Entzündung des Kehlkopfs
- Entzündung der Magenschleimhaut
- Erbrechen in der Schwangerschaft
- Schnupfen
- Ekzeme
- trockene Haut

Phosphorus (Gelber Phosphor)

- ➢ geräusch-, licht- und geruchsempfindlich
- ➢ Ängste
- ➢ Kopfschmerzen
- ➢ stark blutende kleine Wunden
- ➢ trockener Reizhusten

Verschlechterung der Beschwerden: am Abend und in der Nacht sowie liegend auf der linken Seite

Verbesserung der Beschwerden: nach dem Schlafen

Anwendung:

- Kopfschmerzen
- Schlafstörungen
- Schwindel
- Erschöpfung
- Erkrankungen der Augen
- Erkrankungen der Atemwege
- Asthma bronchiale
- Entzündungen der Bauchspeicheldrüse und der Nieren
- Beschwerden in den Wechseljahren

Phytolacca americana (Kermesbeere)

- ➢ Mandelentzündung und andere Erkrankungen der Mandeln sowie der Ohren und Drüsen
- ➢ meistens sind die Beschwerden auf der rechten Seite
- ➢ Gefühl der Zerschlagenheit

Verschlechterung der Beschwerden: in der Nacht und bei kaltem und nassem Wetter

Verbesserung der Beschwerden: in Ruhe und bei Wärme sowie durch kalte Getränke

Anwendung:

- Entzündungen und/oder Schmerzen des Halses und des Rachens
- grippale Infekte
- Entzündung der Brustdrüsen
- Rheuma

Plantago major (Breitblättriger Wegerich)

- ➢ Nervenschmerzen, vor allem im Bereich des Gesichts
- ➢ plötzlich auftretender Schnupfen oder plötzlich große Mengen an Urinausscheidungen sowie stärkerer Speichelfluss

Verschlechterung der Beschwerden: nachts und durch Berühren

Verbesserung der Beschwerden: durch Nahrungsaufnahme

Anwendung:
- Zahnschmerzen
- Mittelohrentzündungen
- Schmerzen der Nerven
- nächtliches Bettnässen
- Entzündung der Blase
- Schlaflosigkeit
- zur Rauchentwöhnung

Plumbum metallicum (Blei)
- Ausgezehrtheit
- Verwirrtheit
- Ängstlichkeit
- zittrige Arme und Beine
- blasse und schmerzempfindliche Haut
- Nervenschmerzen
- Kolikschmerzen

Verschlechterung der Beschwerden: nachts und bei Bewegung
Verbesserung der Beschwerden: bei Druck

Anwendung:
- Arteriosklerose
- Mumps beziehungsweise Ohrspeicheldrüsenschwellung
- Erkrankungen der Niere mit erhöhtem Eiweißwert im Urin
- Verengung der Gefäße

Populus tremuloides (Amerikanische Espe)
- eitriger und schleimiger Urin
- vermehrter Harndrang mit Schambeinschmerzen

Verschlechterung der Beschwerden: bei Kälte und nach dem Urinieren
Verbesserung der Beschwerden: durch Wärme

Anwendung:
- Blasenentzündungen
- Harnröhrenentzündung
- vergrößerte Prostata mit daraus resultierenden Schmerzen
- Beschwerden der Blase während einer Schwangerschaft

Propolis (Bienenharz)
- Hautentzündungen
- Schleimhautentzündungen
- Entzündung der Leber

- Störungen der Darmflora
- Belastung durch Schwermetalle
- keine erhöhte Leistungsfähigkeit
- der Körper verträgt Impfungen nicht gut

Verschlechterung der Beschwerden: bei einer körperlichen Anstrengung
Verbesserung der Beschwerden: nach dem Schlafen sowie durch gezielte Pausen mit Ruhe

Anwendung:
- Parodontose und Karies
- Lippen- und Mundherpes
- Entzündung des Kehlkopfs oder der Mandeln
- Gerstenkorn
- Hagelkorn
- Ausschläge an der Haut
- Rheumabeschwerden
- Ekzeme am Gehörgang

Pulsatilla pratensis (Küchenschelle)

- kein Durst trotz trockenem Mund
- Beschwerden oft durch eine Unterkühlung oder Hormonstörungen
- Absonderungen sind gelblich-grün
- Schmerzen treten plötzlich auf
- launisch

Verschlechterung der Beschwerden: nach Mitternacht, bei Ruhe und Wärme
Verbesserung der Beschwerden: durch frische Luft und Bewegung

Anwendung:
- alle Arten von Beschwerden oder Erkrankungen aufgrund einer Durchnässung, wie beispielsweise Blasenentzündung, Husten und Schnupfen
- Entzündung der Magenschleimhaut
- Durchfall
- Völlegefühl
- bei einer Unverträglichkeit von Fetten

Ranunculus bulbosus (Knolliger Hahnenfuß)

- Entzündung der Nerven
- Rheumaschmerzen
- Symptome sind vor allem im Brustbereich zu spüren

Verschlechterung der Beschwerden: am Morgen, am Abend, durch Berühren und Kaltluft
Verbesserung der Beschwerden: durch Schwitzen und im Sitzen

Anwendung:
- Bindehautentzündung
- Entzündung des Lungenfells und Brustkorbschmerzen
- Entzündung der Nerven zwischen den Rippen
- Gürtelrose

Rheum (Rhabarber)
- ➢ Durchfall mit säuerlichem Geruch
- ➢ Magen- und Darmkrämpfe, auch noch nach dem Stuhlgang
- ➢ vermehrter Harndrang

Verschlechterung der Beschwerden: nachts und im Sommer
Verbesserung der Beschwerden: durch Lokalwärme

Anwendung:
- Durchfall
- Störung der Verdauung
- Blähungen
- säuerliche Stuhlgänge

Rhus toxicodendron (Giftsumach)
- ➢ ruhelos
- ➢ Drang, sich zu bewegen
- ➢ Schmerzen durch Zerrungen, Prellungen, Überdehnung oder zu schwer getragener Last
- ➢ die Schmerzen treten immer zu Beginn einer Bewegung auf

Verschlechterung der Beschwerden: nachts, bei Ruhe, Kälte und Nässe
Verbesserung der Beschwerden: bei Bewegung und durch Massieren

Anwendung:
- Gelenkschmerzen
- Muskelschmerzen
- Sehnenschmerzen
- Arthrose
- nach einem Bandscheibenvorfall
- Verletzungen durch Sport
- Ischiasschmerzen
- Bronchitis
- Fieberinfekte
- Augenentzündungen
- Gürtelrose
- Lippenherpes

Robinia pseudacacia (Falsche Akazie)

- erhöhte Produktion von Säuren im Körper, wie Sodbrennen und saures Aufstoßen
- säuerliche Stuhlgänge
- Kopfschmerzen an der Stirn
- stumpf anfühlende Zähne
- Magenschmerzen nach der Nahrungsaufnahme
- Erbrechen

Verschlechterung der Beschwerden: nachts und durch zu fettige Nahrung
Verbesserung der Beschwerden: nicht bekannt

Anwendung:

- Übersäuerung des Magens
- säuerliches Aufstoßen
- Blähkoliken

Rumex crispus (Krauser Ampfer)

- trockener Kitzelhusten mit Krämpfen durch Kälte
- häufiges Räuspern
- starker Juckreiz aufgrund von Nesselsucht

Verschlechterung der Beschwerden: durch Kälte und beim tiefen Einatmen
Verbesserung der Beschwerden: durch Wärme und beim Zuhalten des Mundes

Anwendung:

- Husten durch Asthma
- Kitzelhusten
- Husten durch Entzündung der Luftröhre
- Husten durch Grippe
- Durchfall am Morgen

Ruta graveolens (Weinraute)

- Knochen- und Gelenkbeschwerden aufgrund von Unfällen
- allgemeines Zerschlagenheitsgefühl

Verschlechterung der Beschwerden: bei kaltem und feuchtem Wetter und durch Liegen
Verbesserung der Beschwerden: bei Bewegung und durch Ausscheidungen

Anwendung:

- Entzündung der Sehnenscheiden
- Knochenentzündungen
- Kopfschmerzen durch Überanstrengung
- Augenverletzung
- Sehschwäche
- Krampfadern

Sabadilla (Läusesamen)

- Schreckhaftigkeit
- Ängstlichkeit
- Niesanfälle
- allgemeine Zerschlagenheit
- wechselseitige Gliederschmerzen

Verschlechterung der Beschwerden: bei Kälte
Verbesserung der Beschwerden: bei Wärme

Anwendung:

- bei Unruhe
- Hysterieanfälle
- Kopfschmerzen
- Bindehautentzündung
- Schnupfen durch Allergie
- flüssiger Schnupfen mit brennender Nase
- juckender Hals
- Kreislaufschwäche
- Entzündung der Magen- oder Darmschleimhaut

Sabal (Sägepalme)

- Prostatavergrößerung
- chronische Entzündungen
- nächtlicher Harndrang
- Schmerzen im Bereich des Damms
- fast keine Erektionen
- verzögerter Harnfluss

Verschlechterung der Beschwerden: nach dem Geschlechtsverkehr
Verbesserung der Beschwerden: nicht bekannt

Anwendung:

- Blasenerkrankungen, wie Entzündungen der Blase oder eine Inkontinenz
- Erkrankungen der Geschlechtsorgane, wie Entzündungen der Hoden oder der Eierstöcke

Sambucus nigra (Schwarzer Holunder)

- trockener Schnupfen bei Säuglingen oder auch keine Nasenatmung möglich
- trockene Haut in der Nacht
- extremes Schwitzen tagsüber
- Asthmaanfälle beim Schlafen

Verschlechterung der Beschwerden: durch eine trockene Kälte und beim Schlafen
Verbesserung der Beschwerden: durch aufrechtes Sitzen, Wärme und Bewegung

Anwendung:
- bewährtes Mittel bei Schnupfen bei Säuglingen
- Asthma
- Bronchitis
- Pseudokrupp

Sanguinaria canadensis (Kanadische Blutwurzel)
- ➢ Ungeduld
- ➢ ärgerlich
- ➢ Hitzewallungen
- ➢ rote und blasse Gesichtsfarbe wechseln sich ab
- ➢ trockene Schleimhäute
- ➢ brennende Füße und Hände

Verschlechterung der Beschwerden: morgens, abends, beim Berühren und Bewegen sowie durch den Verzehr von Süßigkeiten

Verbesserung der Beschwerden: in der Dunkelheit, durch Aufstoßen und Schlafen

Anwendung:
- Kopfneuralgie
- Gesichtsneuralgie
- Schnupfen durch Allergien
- grippale Infekte
- bei Hitzewallungen
- Bluthochdruck durch Klimaveränderungen

Sarsaparilla (Stechwinde)
- ➢ Abmagerung
- ➢ durchgängige Harnwegschmerzen
- ➢ tröpfelnder Urin im Sitzen
- ➢ Ausschlag der Haut mit Juckreiz
- ➢ Juckreiz wechselt Körperbereiche

Verschlechterung der Beschwerden: nachts, im Frühling, bei Feuchtigkeit und Kälte

Verbesserung der Beschwerden: bei Bewegung und Wärme

Anwendung:
- Blasen- und Nierenerkrankungen
- Ausschläge mit Juckreiz
- Schuppenflechte
- Milchschorf
- Ekzeme
- Rheumaschmerzen in den Gelenken und in den Muskeln

Scutellaria lateriflora (Sumpfhelmkraut)

- ➢ Kopfschmerzen bis zu den Augäpfeln
- ➢ pessimistisch
- ➢ nervös
- ➢ Bewegungsdrang
- ➢ säuerliches Aufstoßen
- ➢ häufiger Harndrang
- ➢ Albträume

Verschlechterung der Beschwerden: durch verschiedene Sinneseindrücke
Verbesserung der Beschwerden: bei Ruhe

Anwendung:
- Schlafstörungen
- Albträume
- Kopfschmerzen, ähnlich wie Migräne
- schmerzende Augäpfel

Secale cornutum (Mutterkorn)

- ➢ Kribbeln auf der Haut
- ➢ Arme und Beine fühlen sich sowohl pelzig als auch taub an
- ➢ weißlich verfärbte Finger ohne Gefühle
- ➢ allgemeine Schwäche

Verschlechterung der Beschwerden: bei Bewegung, Wärme, durch Berühren und Bedecken
Verbesserung der Beschwerden: in Ruhe

Anwendung:
- Nervenschmerzen, Störungen der Durchblutung
- Verengung des Wirbelkanals
- Blutgefäßablagerungen
- nach einem Schlaganfall
- Schwindel
- Kopfschmerzen, ähnlich wie Migräne
- Bluthochdruck
- Störungen des Innenohrs
- Menstruationsschmerzen
- Wehenschwäche
- drohende Fehlgeburt

Selenium (Selen)

- ➢ Müdigkeit
- ➢ Schwächegefühl
- ➢ Impotenz

- vorzeitiger Samenerguss
- die Haut ist fettig und weist viele Mitesser sowie entzündete Talgdrüsen auf

Verschlechterung der Beschwerden: bei Sonne und Hitze, aber auch bei Wärme
Verbesserung der Beschwerden: am Abend

Anwendung:
- lokale Schmerzen über dem linken Auge
- Akne
- Haarverlust
- Beschwerden der Prostata
- Impotenz

Sepia (Tintenfisch)
- ständiges Frieren
- launisch, depressiv
- gereizt
- Verstopfung
- niedriger Blutdruck
- Kreislaufschwäche
- geruchsempfindlich
- Übelkeit

Verschlechterung der Beschwerden: in der Nacht, am Morgen, liegend auf der linken Seite
Verbesserung der Beschwerden: am Abend, bei Bewegung und auch Wärme

Anwendung:
- Depressive Verstimmungen
- Bindehautentzündung
- Erschöpfung
- Kopfschmerzen
- Bronchitis
- Beschwerden in den Wechseljahren
- Migräne
- Nervenschmerzen
- Schmerzen in den Muskeln und Gelenken
- Menstruationsschmerzen
- Eierstockentzündung

Silicea (Kieselsäure)
- Probleme der Verdauung
- immer wiederkehrende Erkältungen
- ständiges Frieren
- empfindlich gegenüber Schmerzen und Berührungen

➢ unangenehm riechende Körperabsonderungen

Verschlechterung der Beschwerden: am Morgen, durch Liegen und Kälte

Verbesserung der Beschwerden: im Sommer und bei Wärme

Anwendung:

- Augenentzündungen
- Migräne
- Mandelentzündungen
- Karies
- Haarverlust
- Mittelohrentzündung
- Ekzeme
- Furunkel
- depressive Verstimmungen
- Verlust des Geruchssinns

Sinapis nigra (Schwarzer Senf)

➢ Bildung von Oberlippenschweiß und Stirnschweiß

➢ der Atem riecht sehr unangenehm

➢ Koliken im Darm

➢ die Speiseröhre fühlt sich belegt an

Verschlechterung der Beschwerden: beim Vorbeugen

Verbesserung der Beschwerden: im aufrechten Sitzen, durch Schwitzen und Hinlegen

Anwendung:

- Heuschnupfen
- flüssiger Schnupfen, der brennt

Solidago virgaurea (Goldrute)

➢ chronische Harnwegsentzündungen

➢ dunkler Urin

➢ alles im Bereich der Nieren reagiert empfindlich auf Druck

➢ belegte Zunge

➢ Verstopfung wechselt sich mit Durchfall ab

Verschlechterung der Beschwerden: durch zu viel Essen

Verbesserung der Beschwerden: nicht bekannt

Anwendung:

- zur Nierenentgiftung und Durchspülung
- bei allen Harnwegs- und Nierenerkrankungen

Spartium scoparium (Besenginster)

- ➢ Herzbeschwerden, wie Reizstörungen
- ➢ schnelle Müdigkeit

Verschlechterung der Beschwerden: durch Hinlegen
Verbesserung der Beschwerden: nicht bekannt

Anwendung:

- Schwäche des Herzes, einhergehend mit Atembeschwerden
- nächtlicher Harndrang
- der Puls schlägt unregelmäßig
- Bluthochdruck
- zur Auslagerung von Ödemen

Spongia (Meerschwamm)

- ➢ der Husten ist trocken und hört sich bellend an
- ➢ pfeifende Atmung
- ➢ Hustenanfälle, vor allem in der Nacht
- ➢ Kropfbildung und Überfunktion der Schilddrüse

Verschlechterung der Beschwerden: in der Nacht und durch Liegen
Verbesserung der Beschwerden: bei Wärme

Anwendung:

- Entzündungen des Kehlkopfs
- Halskratzen
- Heiserkeit
- Bronchitis und Stauungsbronchitis
- Entzündungen des Herzmuskels
- Entzündung der Hoden oder Nebenhoden
- Fehlfunktionen der Schilddrüse

Staphisagria (Stephanskörner)

- ➢ launisch
- ➢ gereizt
- ➢ Beschwerden auf psychosomatischer Ebene aufgrund von Beleidigungen, Demütigungen oder Ärger

Verschlechterung der Beschwerden: am Morgen und bei Kälte
Verbesserung der Beschwerden: in Ruhe

Anwendung:

- Operationswunden
- Schnittverletzungen
- Karies
- Gerstenkörner, die immer wieder auftreten
- Reizblasneigung

- gegen übelriechenden Schweiß
- steife Gelenke, mit Schmerzen verbunden

Sticta (Lungenmoos)

- ➢ Nasenschleimhautentzündungen
- ➢ Rachenschleimhautentzündungen
- ➢ Reizhusten
- ➢ Rheumaschmerzen im Bereich des Nackens nach einem Infekt der oberen Luftwege oder einer Unterkühlung

Verschlechterung der Beschwerden: nachts, beim Einatmen und bei Kälte
Verbesserung der Beschwerden: durch aufrechtes Sitzen

Anwendung:

- Schnupfen
- Entzündung der Nasennebenhöhlen
- starke Verschleimung bis in die Bronchien

Stramonium (Stechapfel)

- ➢ plötzliche Wutausbrüche
- ➢ Angst vor verschiedenen Flüssigkeitsarten, beispielsweise durch Aufdrehen des Wasserhahns
- ➢ nächtliche Angst

Verschlechterung der Beschwerden: in der Dunkelheit, beim Schlafen und bei Kälte
Verbesserung der Beschwerden: bei Gesellschaft und Licht

Anwendung:

- bei psychischen Störungen
- Bronchitis
- Keuchhusten
- Asthma bronchiale
- Störungen der Menstruation

Strophantus gratus (Strophantus)

- ➢ Kopfschmerzen mit doppeltem Sehen
- ➢ extremes Herzklopfen
- ➢ Hautausschläge mit Juckreiz, besonders am Hals
- ➢ Alkohol wird eher schlecht vertragen

Verschlechterung der Beschwerden: bei Kälte und durch Bewegen
Verbesserung der Beschwerden: durch Ruhe und Schwitzen

Anwendung:

- Herzbeschwerden aufgrund von Nervosität
- Lampenfieber

Sulfur (Schwefel)

- die Körperausscheidungen riechen übel
- Egoismus
- Kreativität
- innerliche, brennende Hitze
- fortwährende Entzündungen mit Juckreiz auf der Haut

Verschlechterung der Beschwerden: am Vormittag, durch Baden, Wärme und längeres Stehen

Verbesserung der Beschwerden: durch frische Luft

Anwendung:

- bewährtes Heilmittel, um Reaktionen der Heilung im Körper anzuregen
- bei Verschleppungen
- Bluthochdruck
- Erkrankungen des Stoffwechsels
- mangelnde Genesung

Sumbulus moschatus (Moschuswurzel)

- Nervosität
- Schlaflosigkeit
- funktionelle Beschwerden des Herzens
- Magen-Darm-Krämpfe

Verschlechterung der Beschwerden: am Morgen, durch Liegen auf der linken Seite und durch Kälte

Verbesserung der Beschwerden: abends

Anwendung:

- funktionelle Herzbeschwerden
- neuralgische Beschwerden

Tabacum (Tabak)

- Kreislaufbeschwerden
- Schwindel, Übelkeit
- Schwächegefühl
- krampfende Schmerzen im Bereich des Magens und des Darms
- Erbrechen, Würgereiz
- Durchfall
- aufgeblähter Bauch

Verschlechterung der Beschwerden: bei Bewegung, Kälte und durch Tabak

Verbesserung der Beschwerden: an der frischen Luft und nach dem Erbrechen

Anwendung:

- Geräusche in den Ohren
- Migräne

- Schwindel
- Übelkeit, auch während einer Reise
- Erbrechen
- nächtliches Einnässen
- Inkontinenz
- Entzündung der Magenschleimhaut
- Herzbeschwerden, wie Angina pectoris

Tarantula hispanica (Spanische Tarantel)

- manisch
- Unruhe
- Zittern der Muskeln
- Lichtempfindlichkeit
- geräusch- und berührungsempfindlich
- sexuell sehr erregt

Verschlechterung der Beschwerden: durch Ruhe und Rauchen
Verbesserung der Beschwerden: nachts und durch Schlafen

Anwendung:

- bei manischen Situationen
- Angina pectoris, einhergehend mit Herzschmerzen
- intensives Herzklopfen
- Neigung zu Kollaps
- Ängstlichkeit
- Schmerzen und Lähmungserscheinungen der Nerven

Thallium aceticum (Thalliumacetat)

- starker Haarausfall
- neuralgische Schmerzen
- Gefühl, als seien die Beine gelähmt

Verschlechterung der Beschwerden: bei Berührung und Druck
Verbesserung der Beschwerden: durch Ruhe und frische Luft

Anwendung:

- Nervenschmerzen, die ganz plötzlich eintreten
- kreisrunder Haarausfall und akuter Haarausfall

Theridion (Kugelspinne)

- empfindlich gegenüber Geräuschen
- die linke Seite der Lunge sticht
- Rückenschmerzen
- Herzschmerzen

➢ Schmerzen der Milz auf der linken Seite

Verschlechterung der Beschwerden: bei Druck und Berührung

Verbesserung der Beschwerden: nicht bekannt

Anwendung:

- Migräne
- Schwindel
- Erbrechen
- Übelkeit
- Schnupfen mit gelblichem Sekret, was unangenehm riecht
- Schmerzen rund um den Bereich des Herzes

Thuja occidentalis (Lebensbaum)

➢ rasches Erkälten bei feuchtem und kaltem Wetter
➢ Husten
➢ fettige Haut
➢ starkes Schwitzen
➢ meistens sind die Symptome auf der linken Seite
➢ es kommt oftmals zu Durchfällen am Morgen

Verschlechterung der Beschwerden: bei Nässe und Kälte

Verbesserung der Beschwerden: durch Wärme

Anwendung:

- Migräne
- Gerstenkorn
- Bindehautentzündung
- Entzündung des Augenlids
- Entzündung der Eierstöcke
- Hoden- und Nebenhodenentzündungen
- Mittelohrentzündung
- depressive Stimmungen
- Schwächegefühl
- Polypen in der Nase

Urtica urens (Brennnessel)

➢ Nesselsucht
➢ Ausschläge der Haut mit Bläschen
➢ ein paar Male im Jahr wechseln sich rheumatische Beschwerden mit Hautausschlägen ab

Verschlechterung der Beschwerden: bei Berührung, Kälte und Nässe sowie durch Schwitzen

Verbesserung der Beschwerden: nicht bekannt

Anwendung:
- Nesselsucht aufgrund von bestimmten Lebensmitteln
- Insektenstiche
- Entzündungen der Gelenke
- leichte Verbrennungen

Veratrum album (Weiße Nieswurz)
- Gereiztheit
- unruhig
- Ängstlichkeit
- blasse und bläuliche Haut
- kalter Körper
- innerliches Brennen
- Durst auf kaltes Wasser

Verschlechterung der Beschwerden: vor der Monatsblutung, durch Aufregung und bei Anstrengung

Verbesserung der Beschwerden: durch kühle Getränke und Liegen

Anwendung:
- bei einer Schwäche des Gedächtnisses
- Migräne, einhergehend mit Schwindel und Schweißausbrüchen
- Bronchitis
- Entzündung der Magenschleimhaut
- Kreislaufschwäche
- Brechdurchfall
- manisch-depressive Situationen

Viola tricolor (Stiefmütterchen)
- Ausschläge der Haut nach Infekten
- geschwollene Drüsen
- heißes und schweißiges Gesicht nach der Nahrungsaufnahme

Verschlechterung der Beschwerden: nachts

Verbesserung der Beschwerden: nicht bekannt

Anwendung:
- bei Hautausschlägen
- Milchschorf

Zincum metallicum (Zink)
- Müdigkeit am Tag, schlaflos in der Nacht
- deprimierte Stimmung
- große Unruhe

- Schmerzen, vor allem in den Beinen
- Schwindel
- Kopfschmerzen
- Handflächen und Fußsohlen schwitzen

Verschlechterung der Beschwerden: während der Menstruation
Verbesserung der Beschwerden: durch Ausscheidungen und bei Bewegung

Anwendung:
- Nervosität
- Kopfschmerzen
- Zähneknirschen
- Entzündungen der Magenschleimhaut
- Durchfall und Verstopfung
- Blasenentzündung
- Reizblase
- Menstruationsschmerzen
- bei körperlichen Beschwerden nach Impfungen
- Schlafstörungen
- Übelkeit
- Schwindel

Zincum valerianicum (Zinkisovalerianat)

- Schlaflosigkeit
- ruhelose Beine
- Nervosität

Verschlechterung der Beschwerden: nicht bekannt
Verbesserung der Beschwerden: nicht bekannt

Anwendung:
- Nervenschmerzen
- Zähneknirschen in der Nacht
- Schlafstörungen
- fortwährender Schluckauf
- Restless-Legs-Syndrom

Für die verschiedensten Beschwerden und Erkrankungen finden Sie nachfolgend eine Auswahlhilfe.

Beschwerden und Erkrankungen der Atemwege:

Allergisch akuter Schnupfen

➢ das Sekret ist wässrig und scharf
Homöopathikum: Allium cepa D6
Gabe: 3-mal täglich 5 Globuli

➢ die Niesattacken sind heftig und belastend
Homöopathikum: Arundo mauritanica D6
Gabe: 3-mal täglich 5 Globuli

➢ das Sekret ist wässrig und mild
Homöopathikum: Euphrasia D6
Gabe: 3-mal täglich 5 Globuli

➢ die Niesanfälle sind sehr heftig
Homöopathikum: Galphimia glauca D6
Gabe: 3-mal täglich 5 Globuli

➢ viel Sekret und die Nase ist verstopft
Homöopathikum: Luffa operculata D6
Gabe: 3-mal täglich 5 Globuli

➢ das Sekret ist dünn und scharf
Homöopathikum: Sabadilla D6
Gabe: 3-mal täglich 5 Globuli

➢ das linke und das rechte Nasenloch sind abwechselnd trocken und verstopft
Homöopathikum: Sinapis nigra D6
Gabe: 3-mal täglich 5 Globuli

Allergischer Schnupfen
(vorbeugende Maßnahme)

➢ einhergehend mit Atembeschwerden
Homöopathikum: Acidum formicicum D12
Gabe: 1-mal täglich 5 Globuli

➢ geplagt von einem ständigen Niesreiz und einer laufenden Nase
Homöopathikum: Galphimia glauca D12
Gabe: 1-mal täglich 5 Globuli

➢ die Nase ist verstopft und der Schleim sehr zäh
Homöopathikum: Luffa operculata D6
Gabe: 2-mal täglich 5 Globuli

Asthma bronchiale
(Therapiegestützte Gabe)

➢ Rasselgeräusche
Homöopathikum: Antimonium tartaricum D6
Gabe: 3-mal täglich 5 Globuli

➢ im Liegen kommt es zu Hustenanfällen
Homöopathikum: Aralia racemosa D6
Gabe: 3-mal täglich 5 Globuli

➢ ein Brennen in der Brust und Atemnot
Homöopathikum: Carbo vegetabilis D6
Gabe: 3-mal täglich 1 Tablette

➢ starke, krampfartige Hustenanfälle
Homöopathikum: Cuprum aceticum D6
Gabe: 3-mal täglich 1 Tablette

➢ beim Einschlafen kommt es zu Erstickungsanfällen
Homöopathikum: Grindelia robusta D6
Gabe: 1-mal täglich 5 Globuli

➢ der Husten ist trocken und die Brust fühlt sich eng an
Homöopathikum: Lobelia inflata D6
Gabe: 3-mal täglich 5 Globuli

➢ die Hustenanfälle treten vor allem im Herbst und Winter auf
Homöopathikum: Natrium sulfuricum D12
Gabe: 2-mal täglich 5 Globuli

Akute Bronchitis

➢ die Hustenattacken folgen aufeinander
Homöopathikum: Corallium rubrum D6
Gabe: Akutdosierung

➢ der quälende Husten kommt aufgrund der Kälte
Homöopathikum: Dulcamara D6
Gabe: Akutdosierung

➢ der Reizhusten ist trocken und spasmisch
Homöopathikum: Hyoscyamus niger D6
Gabe: Akutdosierung

➢ es kommt zu einem Reizhusten und einem entzündeten Kehlkopf
Homöopathikum: Rumex crispus D6
Gabe: Akutdosierung

➢ das Gefühl des Erstickens beim Husten
Homöopathikum: Spongia D6
Gabe: Akutdosierung

➢ der Husten ist trocken und hackt
Homöopathikum: Sticta D6
Gabe: Akutdosierung

Erkältungsschnupfen

➢ aufgrund von kaltem und feuchtem Wind
Homöopathikum: Allium cepa D6
Gabe: Akutdosierung

➢ begleitet von einem ständigen Niesreiz und Frösteln
Homöopathikum: Camphora D3
Gabe: 3-mal 5 Tropfen alle 15 Minuten

➢ Sekret ist wässrig und mild
Homöopathikum: Euphrasia D6
Gabe: Akutdosierung

➢ aufgrund eines nasskalten Wetters
Homöopathikum: Nux vomica D6
Gabe: Akutdosierung

Heuschnupfen mit Asthma (Therapiegestützte Gabe)

Symptome:
➢ aufgrund von Allergenen, Zugluft oder Kälte
Homöopathikum: Aralia racemosa D6
Gabe: 3-mal täglich 5 Globuli

➢ die Atmung ist aufgrund einer verstopften Nase nur durch den Mund möglich
➢ abends kann es zu Erstickungsanfällen beim Einschlafen kommen
Homöopathikum: Grindelia robusta D6
Gabe: 3-mal täglich 5 Globuli

➢ einhergehend mit trockenem Husten
Homöopathikum: Lobelia inflata D6
Gabe: 3-mal täglich 5 Globuli

Kehlkopfentzündung und Rachenschleimhautentzündung

➢ trockener Reizhusten
➢ Heiserkeit
Homöopathikum: Ammonium bromatum D6
Gabe: 3-mal täglich 5 Globuli

➢ Heiserkeit bis hin zu einem Verlust der Stimme
Homöopathikum: Arum triphyllum D6
Gabe: 3-mal täglich 5 Globuli

➢ heftige Heiserkeit und Husten
Homöopathikum: Hepar sulfuris D6
Gabe: 3-mal täglich 5 Globuli

➢ der Hals ist wund und trocken
Homöopathikum: Spongia D6
Gabe: 3-mal täglich 5 Globuli

Lungenentzündung
(Therapiegestützte Gabe)

➢ es kommt plötzlich zu hohem Fieber und Husten
Homöopathikum: Belladonna D6
Gabe: Akutdosierung

➢ das Fieber steigt an und es kommt zum Niesen
Homöopathikum: Bryonia dioica D6
Gabe: Akutdosierung

➢ es kommt zu einem trockenen Kitzelhusten und Fieber
Homöopathikum: Phosphorus D12
Gabe: 2-mal täglich 5 Globuli

Mandelentzündung

➢ die Mandeln sind blass bis feuerrot
Homöopathikum: Apis mellicifa D6
Gabe: Akutdosierung

➢ aufgrund von Zugluft oder einer feuchten Kälte
Homöopathikum: Belladonna D6
Gabe: Akutdosierung

➢ das Schlucken brennt und tut weh
Homöopathikum: Phytolacca americana D6
Gabe: Akutdosierung

➢ die Schluckbeschwerden wechseln sich links und rechts ab
Homöopathikum: Lac caninum D12
Gabe: 2-mal täglich 5 Globuli

Nasennebenhöhlenentzündung

➢ Sekret ist schmutzig-gelb und zäh
Homöopathikum: Cinnabaris D6
Gabe: Akutdosierung

➢ durch Zugluft und/oder Kälte ist die Nase verstopft
Homöopathikum: Hepar sulfuris D6
Gabe: Akutdosierung

➢ das Sekret ist wässrig und scharf
Homöopathikum: Hydrastis canadensis D6
Gabe: Akutdosierung

➢ das Sekret ist zu Anfang dünn und wird immer zäher
Homöopathikum: Kalium bichromicum D6
Gabe: Akutdosierung

➢ der Schleim ist morgens zäh und gelb
Homöopathikum: Luffa operculata D6
Gabe: Akutdosierung

Nasenpolypen

➢ die Mandeln sind entzündet
Homöopathikum: Calcium jodatum D12
Gabe: 2-mal täglich 5 Globuli

➢ sehr viel Schleim
Homöopathikum: Hydrastis canadensis D6
Gabe: 3-mal täglich 5 Globuli

➢ auf der linken Seite
Homöopathikum: Marum verum D6
Gabe: 3-mal täglich 5 Globuli

➢ auf der rechten Seite
Homöopathikum: Thuja occidentalis D6
Gabe: 3-mal täglich 5 Globuli

Trockene Nasenschleimhaut (Therapiegestützte Gabe)

➢ der Schleim ist dick und wässrig
Homöopathikum: Alumina D12
Gabe: 2-mal täglich 5 Globuli

➢ das Sekret ist morgens klar und weiß
Homöopathikum: Luffa operculata D6
Gabe: 3-mal täglich 5 Globuli

➢ aufgrund von Stress oder einem Urlaub am Meer
Homöopathikum: Natrium chloratum D12
Gabe: 2-mal täglich 5 Globuli

➢ aufgrund von chemischen Nasentropfen
Homöopathikum: Nux vomica D6
Gabe: 3-mal täglich 5 Globuli

Beschwerden und Erkrankungen am Auge:

Bindehautentzündung

➢ leichter Tränenfluss
Homöopathikum: Allium cepa D6
Gabe: Akutdosierung

➢ scharfe Tränen
Homöopathikum: Euphrasia D6
Gabe: Akutdosierung

➢ als Folge einer Überanstrengung
Homöopathikum: Ruta graveolens D6
Gabe: Akutdosierung

Gerstenkorn/Hagelkorn (Therapiegestützte Gabe)

➢ klebriges gelbes Sekret
Homöopathikum: Graphites D6
Gabe: 3-mal täglich 1 Tablette

➢ schmerzendes Auge mit Eiterabsonderungen
Homöopathikum: Hepar sulfuris D6
Gabe: 3-mal täglich 1 Tablette

➢ knötchenförmige Verhärtung
Homöopathikum: Staphisagria D6
Gabe: 3-mal täglich 5 Globuli

➢ chronisches Hagelkorn
Homöopathikum: Sulfur D12
Gabe: 1-mal täglich 5 Globuli

Grauer Star
(Therapiegestützte Gabe)

➢ mäßigere Form der Erkrankung
Bewährte Reihenfolge der homöopathischen Mittel:
Homöopathikum: Calcium fluoratum D12
Gabe: 1-mal täglich 5 Globuli über 17 Tage, dann
Homöopathikum: Magnesium fluoratum D6
Gabe: 1-mal täglich 5 Globuli über 17 Tage, dann
Homöopathikum: Magnesium fluoratum D12
Gabe: 1-mal täglich 5 Globuli über 17 Tage, dann
Homöopathikum: Magnesium carbonicum D8
Gabe: 1-mal täglich 5 Tropfen über 28 Tage

Grüner Star
(Therapiegestützte Gabe)

➢ Spannungsempfindung im Auge
Homöopathikum: Aurum metallicum D12
Gabe: 2-mal täglich 5 Globuli

➢ Probleme der Nah- und Ferneinstellung des Auges (Akkommodationsschwäche)
Homöopathikum: Gelsemium sempervirens D6
Gabe: 3-mal täglich 5 Globuli

➢ starke und pochende Kopfschmerzen
Homöopathikum: Glonoinum D6
Gabe: 3-mal täglich 5 Globuli

➢ quer über dem Augapfel verläuft ein stechendes Gefühl
Homöopathikum: Paris quadrifolia D6
Gabe: 3-mal täglich 5 Globuli

Kurzsichtigkeit

➢ die Leistung des Auges ist gering
Homöopathikum: Phosphorus D12
Gabe: 2-mal täglich 5 Globuli

➢ häufige Erkältungen
Homöopathikum: Pulsatilla pratensis D12
Gabe: 2-mal täglich 5 Globuli

Müde Augen

➢ tränendes und rotes Auge
Homöopathikum: Euphrasia D6
Gabe: 3-mal täglich 5 Globuli

➢ unscharfe Sicht
Homöopathikum: Ruta graveolens D6
Gabe: 3-mal täglich 5 Globuli

Tränende Augen
(Therapiegestützte Gabe)

➢ gereizte, gerötete und tränende Augen
Homöopathikum: Euphrasia D6
Gabe: 3-mal täglich 5 Globuli

➢ aufgrund von Zugluft
Homöopathikum: Pulsatilla pratensis D6
Gabe: 3-mal täglich 5 Globuli

Trockene Augen
(Therapiegestützte Gabe)

➢ nicht ausreichend Tränenflüssigkeit vorhanden
Homöopathikum: Alumina D12
Gabe: 2-mal täglich 5 Globuli

➢ beschränkte Funktion der Tränendrüsen
Homöopathikum: Natrium chloratum D12
Gabe: 2-mal täglich 5 Globuli

Weitsichtigkeit

➢ süße Speisen werden bevorzugt
Homöopathikum: Argentum nitricum D12
Gabe: 2-mal täglich 5 Globuli

➢ schnelles Frösteln
Homöopathikum: Sepia D12
Gabe: 2-mal täglich 5 Globuli

➢ Rückenbeschwerden sind chronisch
Homöopathikum: Silicea D12
Gabe: 2-mal täglich 5 Globuli

Beschwerden und Erkrankungen im Bewegungsapparat:

Arthritis
(Therapiegestützte Gabe)

➢ Schwellung des Gelenks ist schmerzhaft
Homöopathikum: Apis mellifica D6
Gabe: Akutdosierung

➢ heiße Gelenke
➢ vergleichbare starke Rheumaschmerzen
Homöopathikum: Bryonia dioica D6
Gabe: Akutdosierung

➢ von Gelenk zu Gelenk ziehende Schmerzen
Homöopathikum: Colchicum autumnale D6
Gabe: Akutdosierung

➢ Bein- und Fußgelenke sind geschwollen
Homöopathikum: Ledum palustre D6
Gabe: Akutdosierung

Arthrose

➢ von Gelenk zu Gelenk wandernde starke Schmerzen
Homöopathikum: Acidum formicicum D12
Gabe: 2-mal täglich 5 Globuli

➢ heftige Schmerzen
➢ Schwellung in den kleinen Gelenken
Homöopathikum: Actaea spicata D6
Gabe: 3-mal täglich 5 Globuli

➢ Knacken und plötzliche Schmerzen in den kleinen Gelenken
Homöopathikum: Caulophyllum thalictroides D6
Gabe: 3-mal täglich 5 Globuli

➢ besonders die Hüftgelenke schmerzen
Homöopathikum: Kalium carbonicum D6
Gabe: 3-mal täglich 5 Globuli

Bandscheibenleiden
(Therapiegestützte Gabe im Akutfall)

➢ Schmerzen im Bereich der Lendenwirbelsäule
Homöopathikum: Gnaphalium polycephalum D6
Gabe: 3-mal täglich 5 Globuli

➢ Taubheitsgefühle in Armen und Beinen
Homöopathikum: Hypericum perforatum D6
Gabe: 3-mal täglich 5 Globuli

➢ Muskelschwäche in den Beinen und Kribbeln
Homöopathikum: Rhus thoxicodendron D12
Gabe: 2-mal täglich 5 Globuli

Bandscheibenleiden
(Therapiegestützte Gabe nach einem Akutfall)

➢ Schmerzen in der Wirbelsäule, den Gelenken und Muskeln
Homöopathikum: Calcium fluoratum D12
Gabe: 2-mal täglich 5 Globuli

➢ Schwächegefühl in der Wirbelsäule
➢ Rückenschmerzen
Homöopathikum: Silicea D12
Gabe: 2-mal täglich 5 Globuli

Muskelfaserrisse, Krämpfe und Muskelkater

➢ heftiger Muskelkater
Homöopathikum: Acidum sarcolacticum D6
Gabe: 3-mal täglich 1 Tablette

➢ aufgrund einer Überanstrengung
Homöopathikum: Arnica montana D6
Gabe: 3-mal täglich 5 Globuli

➢ nächtliche Wadenkrämpfe
Homöopathikum: Cuprum metallicum D6
Gabe: abends 1 Tablette und je nach Bedarf

➢ plötzliche Krämpfe in Waden und Muskeln
Homöopathikum: Magnesium phosphoricum D6
Gabe: 3-mal täglich 1 Tablette

➢ aufgrund starker Überanstrengung
Homöopathikum: Rhus thoxicodendron D12
Gabe: 2-mal täglich 5 Globuli

Rückenschmerzen in der ganzen Wirbelsäule

➢ aufgrund von Stress
➢ aufgrund einer Tätigkeit im Sitzen
Homöopathikum: Nux vomica D6
Gabe: 3-mal täglich 5 Globuli

➢ abgenutzte Bandscheiben
➢ krampfartige Schmerzen
Homöopathikum: Paloondo D6
Gabe: 3-mal täglich 5 Globuli

Rückenschmerzen der oberen Wirbelsäule

➢ Verhärtung der Muskeln
➢ steife Halswirbelsäule
Homöopathikum: Cimicifuga racemosa D6
Gabe: 3-mal täglich 5 Globuli

➢ die Halswirbelsäule fühlt sich verrenkt an
Homöopathikum: Lachnanthes tinctoria D6
Gabe: 3-mal täglich 5 Globuli

Rückenschmerzen der unteren Wirbelsäule

➢ gedämpfter Schmerz
Homöopathikum: Aesculus hippocastanum D6
Gabe: 3-mal täglich 5 Globuli

➢ Schmerzen im Bereich des Steißbeins
Homöopathikum: Castor equi D6
Gabe: 3-mal täglich 5 Globuli

Karpaltunnel-Syndrom und Schulter-Arm-Syndrom

➢ linksseitige Schmerzen
Homöopathikum: Ferrum metallicum D6
Gabe: 3-mal täglich 1 Tablette

➢ aufgrund von Nervenschäden
Homöopathikum: Hypericum perforatum D6
Gabe: 3-mal täglich 5 Globuli

➢ nach Überanstrengung und Durchnässung
Homöopathikum: Rhus toxicodendron D12
Gabe: 2-mal täglich 5 Globuli

➢ rechtsseitige Schmerzen im Nackenbereich
Homöopathikum: Sanguinaria canadensis D6
Gabe: 3-mal täglich 5 Globuli

Hexenschuss und Ischiasschmerzen

➢ aufgrund von Durchnässung und Unterkühlung
Homöopathikum: Dulcamara D6
Gabe: Akutdosierung

➢ stechender Schmerz und Taubheitsgefühle
Homöopathikum: Nux vomica D6
Gabe: Akutdosierung

➢ aufgrund großer Anstrengung oder Kälte
➢ einhergehend mit ziehenden Schmerzen und steifer Muskulatur
Homöopathikum: Rhus toxicodendron D12
Gabe: 2-mal täglich 5 Globuli

Gynäkologische Beschwerden, Schwangerschaft und Geburt

Brusterkrankungen
(Therapiegestützte Gabe)

➢ Schmerzen in der Brust vor und während der Periode
Homöopathikum: Calcium fluoratum D12
Gabe: 2-mal täglich 5 Globuli

➢ angeschwollene oder kleine Brüste
Homöopathikum: Conium maculatum D6
Gabe: 3-mal täglich 5 Globuli

➢ Spannung in der Brust während der Ovulation und der Periode
Homöopathikum: Lac caninum D12
Gabe: 2-mal täglich 5 Globuli

➢ harte Knoten in der Brust und im Gewebe
Homöopathikum: Phytolacca americana D6
Gabe: 3-mal täglich 5 Globuli

Gebärmuttersenkung

➢ altersbedingt oder nach einer Entbindung
Homöopathikum: Aletris farinosa D6
Gabe: 3-mal täglich 5 Globuli

➢ aufgrund einer Bindegewebsschwäche
Homöopathikum: Calcium fluoratum D12
Gabe: 2-mal täglich 5 Globuli

Kinderwunsch und Unfruchtbarkeit (Therapiegestützte Gabe)

➢ Unterleibsentzündungen mit Ausfluss
Homöopathikum: Borax D6
Gabe: 3-mal täglich 5 Globuli

➢ die erste Periode kam sehr spät
Homöopathikum: Calcium caebonicum D12
Gabe: 2-mal täglich 5 Globuli

➢ Unterentwicklung der Geschlechtsdrüsen
Homöopathikum: Graphites D12
Gabe: 2-mal täglich 5 Globuli

➢ unregelmäßige Periode
Homöopathikum: Pulsatilla pratensis D12
Gabe: 2-mal täglich 5 Globuli

Myom (Therapiegestützte Gabe)

➢ einhergehend mit einer Gebärmuttersenkung
Homöopathikum: Aurum chloratum natronatum D6
Gabe: 3-mal täglich 1 Tablette

➢ starke Monatsblutung
Homöopathikum: Lapis albus D6
Gabe: 3-mal täglich 1 Tablette

Menstruationsschmerzen

➢ kolikartige Bauchschmerzen
Homöopathikum: Belladonna D6
Gabe: Akutdosierung

➢ vor der Blutung einsetzende Schmerzen
Homöopathikum: Cimicifuga racemosa D6
Gabe: Akutdosierung

➢ krampfende und anfallsartige Schmerzen am ersten Tag der Blutung
Homöopathikum: Magnesium phosphoricum D6
Gabe: Akutdosierung

➢ Schmerzen, einhergehend mit Durchfall und Erbrechen
Homöopathikum: Veratrum album D6
Gabe: Akutdosierung

Prämenstruelles Syndrom (PMS)

➢ eine Leistung ist vor Schmerzen nur eingeschränkt möglich
Homöopathikum: Agnus castus D6
Gabe: 3-mal täglich 5 Globuli

➢ die Finger und Beine schmerzen
Homöopathikum: Caulophyllum thalictroides D6
Gabe: 3-mal täglich 5 Globuli

➢ gereizt
➢ übellaunig
➢ unruhig
Homöopathikum: Chamomilla recutita D12
Gabe: 2-mal täglich 5 Globuli

➢ erschöpft
➢ depressiv
Homöopathikum: Cyclamen europaeum D6
Gabe: 3-mal täglich 5 Globuli

Schwangerschaftsbeschwerden

➢ Abgeschlagenheit durch Eisenmangel
Homöopathikum: Ferrum metallicum D6
Gabe: 3-mal täglich 1 Tablette

➢ schwere Beine durch Krampfadern
Homöopathikum: Aesculus hippocastanum D6
Gabe: 3-mal täglich 5 Globuli

➢ niedriger Blutdruck
➢ schwindelig
Homöopathikum: Haplopappus baylahuen D3
Gabe: 3-mal täglich 5 Globuli

➢ saures Erbrechen
Homöopathikum: Iris versicolor D6
Gabe: 3-mal täglich 5 Globuli

➢ saures Aufstoßen
Homöopathikum: Robinia pseudacacia D6
Gabe: 3-mal täglich 5 Globuli

➢ andauernde Übelkeit
Homöopathikum: Ipecacuanha D12
Gabe: 2-mal täglich 5 Globuli

➢ Übelkeit am Morgen
Homöopathikum: Sepia D12
Gabe: 2-mal täglich 5 Globuli

➢ Übelkeit durch Essensgerüche
Homöopathikum: Colchicum autumnale D12
Gabe: 2-mal täglich 5 Globuli

➢ bei der kleinsten Bewegung kommt es zum Erbrechen
Homöopathikum: Tabacum D6
Gabe: 3-mal täglich 5 Globuli

Seltene und ausbleibende Menstruation
(Therapiegestützte Gabe)

➢ kurze und schwächere Blutung
Homöopathikum: Agnus castus D5
Gabe: 3-mal täglich 5 Globuli

➢ zu späte oder ausbleibende Blutung
Homöopathikum: Graphites D12
Gabe: 2-mal täglich 5 Globuli

➢ starke Unregelmäßigkeit
Homöopathikum: Pulsatilla pratensis D12
Gabe: 2-mal täglich 5 Globuli

Stillprobleme

➢ Milcheinschuss ist verzögert
Homöopathikum: Phytolacca americana D12
Gabe: 2-mal täglich 5 Globuli

➢ Milchstau aufgrund zu großer Milchproduktion
Homöopathikum: Lac caninum D12
Gabe: 2-mal täglich 5 Globuli

➢ zum Abstillen
Homöopathikum: Phytolacca americana D2
Gabe: 4-mal täglich 5 Globuli

Wechseljahresbeschwerden

➢ Migräne
➢ depressive Verstimmungen
Homöopathikum: Cimicifuga racemosa D6
Gabe: 3-mal täglich 5 Globuli

➢ Kopfweh
➢ Hitzewallungen
Homöopathikum: Lachesis D12
Gabe: 2-mal täglich 5 Globuli

➢ Hitzewallungen und gleichzeitiges Kältegefühl
Homöopathikum: Sepia D12
Gabe: 2-mal täglich 5 Globuli

➢ heftige Stimmungsschwankungen
Homöopathikum: Pulsatilla pratensis D 12
Gabe: 2-mal täglich 5 Globuli

Wehenbeschwerden

➢ starke Wehen
Homöopathikum: Aconitum napellus D6
Gabe: Jede Stunde 5 Globuli

➢ Schmerzen sind kaum auszuhalten
Homöopathikum: Chamomilla recitita D6
Gabe: Jede Stunde 5 Globuli

Zwischenblutung

(Therapiegestützte Gabe)

➢ zu frühe und starke Blutung
Homöopathikum: Bovista D6
Gabe: 3-mal täglich 5 Globuli

➢ zu frühe und lange, starke Blutung
Homöopathikum: Calcium carbonicum D12
Gabe: 2-mal täglich 5 Globuli

Zyste in den Eierstöcken

➢ Zyste auf der rechten Seite
Homöopathikum: Apis mellifica D6
Gabe: 3-mal täglich 5 Globuli

➢ Zyste auf der linken Seite
Homöopathikum: Thuja occidentalis D12
Gabe: 2-mal täglich 5 Globuli

Beschwerden und Erkrankungen der Haare:

Haarausfall und Schuppen

➢ schuppige Kopfhaut nach einer Infektion
Homöopathikum: Alumina D12
Gabe: 2-mal täglich 5 Globuli

➢ Haarausfall
➢ abbrechende Nägel
Homöopathikum: Calcium fluoratum D12
Gabe: 2-mal täglich 5 Globuli

Symptome:
➢ Ausfall der Haare durch Umstellung der Hormone
Homöopathikum: Sepia D12
Gabe: 2-mal täglich 5 Globuli

Symptome:
➢ Haarausfall aufgrund von psychischem Stress
Homöopathikum: Thallium aceticum D12
Gabe: 2-mal täglich 5 Globuli

Beschwerden und Erkrankungen der Haut:

Akne

➢ Pusteln bei jüngeren Mädchen
Homöopathikum: Juglans regia D6
Gabe: 3-mal täglich 5 Globuli

➢ Mitesser bei Jungen
Homöopathikum: Mahonia aquifolia D3
Gabe: 3-mal täglich 1 Tablette

➢ Mitesser und dicke Pickel bei sehr fettiger Haut
Homöopathikum: Selenium D12
Gabe: 2-mal täglich 5 Globuli

➢ Haut ist permanent entzündet
Homöopathikum: Sulfur D12
Gabe: 1-mal täglich 5 Globuli

Gürtelrose
(Therapiegestützte Gabe)

➢ Schwellung
➢ Entzündung
Homöopathikum: Apis mellifica D6
Gabe: Akutdosierung

➢ Sekret, welches dünn ist und zudem wund macht
Homöopathikum: Arsenicum album D12
Gabe: Akutdosierung

➢ parallel starke Nervenschmerzen
Homöopathikum: Hypericum perforatum D6
Gabe: Akutdosierung

➢ steigende Anzahl von nässenden Bläschen
Homöopathikum: Rhus toxicodendron D12
Gabe: 2-mal täglich 5 Globuli

Ekzeme und Hautausschläge

➢ Haut ist rissig und schuppig
Homöopathikum: Acidum nitricum D12
Gabe: 2-mal täglich 5 Globuli

➢ Haut ist gerötet und heiß
Homöopathikum: Belladonna D6
Gabe: 3-mal täglich 5 Globuli
➢ Haut ist hellrot und geschwollen
Homöopathikum: Apis mellifica D6
Gabe: 3-mal täglich 5 Globuli

➢ starke Entzündung mit heftigem Juckreiz
Homöopathikum: Cardiospermum halicacabum D3
Gabe: 3-mal täglich 5 Globuli

Hautpilzinfektion
(Therapiegestützte Gabe)

➢ Schuppen und verfilzte Haare
Homöopathikum: Borax D6
Gabe: 3-mal täglich 5 Globuli

➢ Fußpilz an den Zehen und Nägeln
Homöopathikum: Silicea D6
Gabe: 3-mal täglich 1 Tablette

➢ juckende und brennende Pilzinfektion
Homöopathikum: Sulfur D12
Gabe: 1-mal täglich 5 Globuli

Akute Neurode rmitis
(Therapiegestützte Gabe)

➢ heftig juckende und trockene Haut
Homöopathikum: Borax D6
Gabe: 3-mal täglich 5 Globuli

➢ sehr heftiger Juckreiz
Homöopathikum: Cardiospermum halicacabum D3
Gabe: 3-mal täglich 5 Globuli

➢ Haut ist bereits blutig und wund gekratzt
Homöopathikum: Kreosotum D12
Gabe: 2-mal täglich 5 Globuli

➢ Erkrankung vor allem am Kopf
Homöopathikum: Oleander D6
Gabe: 3-mal täglich 5 Globuli

➢ eitrige und nasse Bläschen
Homöopathikum: Sarsaparilla D6
Gabe: 3-mal täglich 5 Globuli

Schuppenflechte
(Therapiegestützte Gabe)

➢ Befall vor allem an Armen und Beinen
Homöopathikum: Corallium rubrum D6
Gabe: 3-mal täglich 1 Tablette

➢ die Haut schuppt und ist gerötet
Homöopathikum: Hydrocotyle asiatica D6
Gabe: 3-mal täglich 5 Globuli

➢ teilweise Risse an Haut
➢ starker Juckreiz
Homöopathikum: Sarsaparilla D6
Gabe: 3-mal täglich 5 Globuli

Beschwerden und Erkrankungen im Herz-Kreislauf-Bereich:

Angina pectoris
(Therapiegestützte Gabe)

➢ Herzschmerzen sind stechend und stark
Homöopathikum: Aconitum napellus D12
Gabe: 2-mal täglich 5 Globuli

➢ Herzschmerzen, einhergehend mit einem Engegefühl
Homöopathikum: Arnica montana D6
Gabe: 3-mal täglich 5 Globuli

➢ Atemnot
➢ Taubheitsgefühl im Arm
Homöopathikum: Latrodectus mactans D12
Gabe: 2-mal täglich 5 Globuli

Nachbehandlung eines Herzinfarkts (Therapiegestützte Gabe)

➢ Herzschmerzen nach einer zu großen Anstrengung
Homöopathikum: Arnica montana D6
Gabe: 3-mal täglich 5 Globuli

➢ nächtliche krampfartige Herzschmerzen
Homöopathikum: Naja naja D12
Gabe: 2-mal täglich 5 Globuli

Herzrhythmusstörungen
(Therapiegestützte Gabe)

➢ Atemnot durch Anstrengung
Homöopathikum: Crataegus D6
Gabe: 3-mal täglich 5 Globuli

➢ weitere Herzschläge
Homöopathikum: Spartium scoparium D3
Gabe: 3-mal täglich 1 Tablette

- Beklemmungsgefühl
- Herzschlag bis zum Hals

Homöopathikum: Strophantus gratus D6
Gabe: 3-mal täglich 5 Globuli

Bluthochdruck
(Therapiegestützte Gabe)

- aufgrund von Aufregung und Ärger

Homöopathikum: Aconitum napellus D12
Gabe: 2-mal täglich 5 Globuli

- Schwindelgefühl
- Kopfweh

Homöopathikum: Aurum metallicum D12
Gabe: 2-mal täglich 5 Globuli

- pochende Kopfschmerzen
- Herzrasen

Homöopathikum: Glonoinum D6
Gabe: 3-mal täglich 5 Globuli

Niedriger Blutdruck

- erschöpft und überanstrengt

Homöopathikum: Acidum phosphoricum D12
Gabe: 2-mal täglich 5 Globuli

- nervös
- donnernde Kopfschmerzen

Homöopathikum: Ferrum metallicum D12
Gabe: 2-mal täglich 5 Globuli

- Flimmern vor den Augen und Stirnkopfschmerzen

Homöopathikum: Haplopappus baylahuen D3
Gabe: 3-mal täglich 5 Globuli

Kreislaufschwäche bis hin zur Ohnmacht

- Gesicht ist blass
- kalter Schweiß

Homöopathikum: Camphora D3
Gabe: 3- bis 4-mal alle zwei Minuten 5 Tropfen

- der Puls ist schwach
- das Gesicht ist leichenblass

Homöopathikum: Carbo vegetabilis D12
Gabe: 2-mal täglich 5 Globuli

- der Körper ist eiskalt
- Schwindelgefühl
- Übelkeit

Homöopathikum: Tabacum D6
Gabe: Akutdosierung

- Brechdurchfall
- der Schweiß auf der Stirn ist kalt

Homöopathikum: Veratrum album D6
Gabe: Akutdosierung

Beschwerden und Erkrankungen des Immunsystems:

Erkältungen und Grippe

➢ aufgrund von kaltem und trockenem Wind
Homöopathikum: Aconitum napellus D6
Gabe: Akutdosierung

➢ aufgrund von Hitze und Sonne
Homöopathikum: Belladonna D6
Gabe: Akutdosierung

➢ aufgrund von trockener Kälte
Homöopathikum: Bryonia dioica D6
Gabe: Akutdosierung

➢ aufgrund eines feuchtkalten Wetters
Homöopathikum: Eupatorium perfoliatum D6
Gabe: Akutdosierung

➢ leichte bis hohe Körpertemperatur
Homöopathikum: Ferrum phosphoricum D6
Gabe: Akutdosierung

➢ aufgrund eines feucht-warmen Wetters
Homöopathikum: Gelsemium sempervirens D6
Gabe: Akutdosierung

Allergien

➢ Atembeschwerden
Homöopathikum: Acidum formicicum D12
Gabe: 1-mal täglich 5 Globuli

➢ tränende und juckende Augen
➢ Niesanfälle
Homöopathikum: Galphimia glauca D12
Gabe: 1-mal täglich 5 Globuli

➢ verstopfte Nase und zäher Schleim
Homöopathikum: Luffa operculata D6
Gabe: 2-mal täglich 5 Globuli

Allergische Hautreaktionen

➢ die Schwellung ist blassrot, heiß und brennt
Homöopathikum: Apis mellifica D6
Gabe: Akutdosierung

➢ heftiger Juckreiz
Homöopathikum: Cardiospermum halicacabum D3
Gabe: Akutdosierung

➢ Ausschlag juckt und sondert helles Sekret ab
Homöopathikum: Natrium chloratum D12
Gabe: Akutdosierung

Akute Atemwegsallergie

➢ Nasenschleim ist dünnflüssig
➢ Allergie geht bis zu den Bronchien
Homöopathikum: Aralia racemosa D6
Gabe: 3-mal täglich 5 Globuli

➢ Augen tranen und jucken
➢ Niesanfälle
Homöopathikum: Galphimia glauca D6
Gabe: 3-mal täglich 5 Globuli

➢ Husten und Räuspern mit zähem Schleim
Homöopathikum: Luffa operculata D6
Gabe: 3-mal täglich 5 Globuli

➢ die Niesanfälle sind sehr heftig
➢ die Nase juckt
Homöopathikum: Sabadilla D6
Gabe: 3-mal täglich 5 Globuli

Lebensmittelallergie

➢ Durchfall ist grünlich
➢ Erbrechen
Homöopathikum: Aethusa cynapium D6
Gabe: Akutdosierung

➢ Durchfall ist extrem und sehr heftig
Homöopathikum: Arsenicum album D12
Gabe: Akutdosierung

➢ Durchfall ist schaumig
➢ Schwächegefühl
Homöopathikum: China D6
Gabe: Akutdosierung

➢ Übelkeit und Stuhlgang wechseln sich ab
Homöopathikum: Okoubaka D3
Gabe: 3-mal täglich 5 Globuli

Aufbau des Immunsystems

➢ nach einem längeren Zeitraum der Bettlägerigkeit
Homöopathikum: Crataegus D6
Gabe: 3-mal täglich 5 Globuli

➢ Nach dem Verlust von Blut oder Flüssigkeit
Homöopathikum: China D6
Gabe: 3-mal täglich 5 Globuli

➢ nach einer Therapie mit Cortison
Homöopathikum: Sulfur D12
Gabe: 1-mal täglich 5 Globuli

➢ nach einem Fieberinfekt mit Kopfschmerzen und Schwindel
Homöopathikum: Ferrum phosphoricum D6
Gabe: 3-mal täglich 1 Tablette

➢ nach einem Fieberinfekt mit Müdigkeit und schwacher Leistung
Homöopathikum: Gelsemium sempervirens D6
Gabe: 3-mal täglich 5 Globuli

➢ nach einer Atemwegsinfektion
Homöopathikum: Magnesium fluoratum D12
Gabe: 2-mal täglich 5 Globuli

➢ nach einer Infektion des Magen-Darm-Trakts
Homöopathikum: Okoubaka D3
Gabe: 3-mal täglich 5 Globuli

➢ nach einer Narkose
Homöopathikum: Nux vomica D6
Gabe: 3-mal täglich 5 Globuli

Beschwerden und Erkrankungen im Mundbereich:

Rissige Lippen

➢ tiefe Einrisse, teilweise blutend
Homöopathikum: Acidum nitricum D12
Gabe: 2-mal täglich 5 Globuli

➢ honigartiges Sekret in den Einrissen
Homöopathikum: Graphites D12
Gabe: 2-mal täglich 5 Globuli

➢ trockene und spröde Lippen
Homöopathikum: Natrium chloratum D12
Gabe: 2-mal täglich 5 Globuli

Lippenherpes

➢ nach einer Erkältung oder nach einem Wetterwechsel
Homöopathikum: Dulcamara D6
Gabe: Akutdosierung

➢ durch zu viel Sonnenbaden
Homöopathikum: Natrium chloratum D12
Gabe: Akutdosierung

➢ nach einem Fieberinfekt
Homöopathikum: Rhus toxicodendron D12
Gabe: Akutdosierung

➢ nach dem Verzehr von Meerestieren und auch durch einen Ekel
Homöopathikum: Sepia D12
Gabe: Akutdosierung

Mundgeruch

➢ die Mundwinkel sind eingerissen
Homöopathikum: Acidum nitricum D12
Gabe: 2-mal täglich 5 Globuli

➢ Entzündung des Zahnfleischs oder der Mundschleimhaut
Homöopathikum: Mercurius solubilis D12
Gabe: 2-mal täglich 5 Globuli

Mundschleimhautentzündungen

➢ brennende Aphthen mit leichter Blutung
Homöopathikum: Borax D6
Gabe: Akutdosierung

➢ gräulich-weiß belegte Zunge
Homöopathikum: Kalium chloratum D6
Gabe: Akutdosierung

➢ brennender Schmerz
➢ zunehmender Speichelfluss
Homöopathikum: Mercurius solubilis D12
Gabe: Akutdosierung

➢ Entzündung nach einer Antibiotika-Behandlung
Homöopathikum: Okoubaka D3
Gabe: 3-mal täglich 5 Globuli

➢ angeschwollene und dunkelrote Schleimhaut
Homöopathikum: Phytolacca americana D6
Gabe: Akutdosierung

Mundtrockenheit

➢ generell trockene Schleimhäute
Homöopathikum: Natrium chloratum D12
Gabe: 2-mal täglich 5 Globuli

➢ durch die Gabe von Medikamenten
Homöopathikum: Nux vomica D6
Gabe: 3-mal täglich 5 Globuli

Karies

➢ das Bindegewebe, die Sehnen und Gelenke sind schwach
Homöopathikum: Calcium fluoratum D12
Gabe: 2-mal täglich 5 Globuli

➢ die Zähne sind locker
➢ das Zahnfleisch ist entzündet
➢ fast jeder Zahn ist betroffen
Homöopathikum: Calcium phosphoricum D12
Gabe: 2-mal täglich 5 Globuli

➢ das Zahnfleisch ist schwammig
➢ die Zähne sind dunkel verfärbt
Homöopathikum: Kreosotum D6
Gabe: 3-mal täglich 5 Globuli

Zahnfleischentzündung/Parodontose

➢ aufgrund einer Abschleifung der Zähne
Homöopathikum: Arnica montana D6
Gabe: 3-mal täglich 5 Globuli

➢ schwammiges Zahnfleisch
Homöopathikum: Mercurius solubilis D12
Gabe: 2-mal täglich 5 Globuli

➢ das Zahnfleischbluten tritt sehr spontan auf
Homöopathikum: Phosphorus D12
Gabe: 2-mal täglich 5 Globuli

➢ die Zahnhälse sind sehr empfindlich
Homöopathikum: Silicea D6
Gabe: 3-mal täglich 1 Tablette

Zahnschmerzen

Symptome:
➢ aufgrund einer Zahnoperation oder nach einer Zahnziehung
Homöopathikum: Arnica montana D6
Gabe: Akutdosierung

Symptome:
➢ die Weisheitszähne brechen schmerzhaft durch
Homöopathikum: Cheiranthus cheiri D4
Gabe: Akutdosierung

Symptome:
➢ nach einer Zahnziehung oder einer Behandlung der Zähne
Homöopathikum: Hypericum perforatum D6
Gabe: Akutdosierung

Beschwerden und Erkrankungen des Nervensystems und Gehirns:

Alzheimer und Demenz
(Therapiegestützte Gabe)

➢ das Verhalten ist kindlich
➢ vorzeitige Alterung
Homöopathikum: Barium carbonicum D12
Gabe: 2-mal täglich 5 Globuli

Symptome:
➢ unruhig
➢ Hände und Füße zittern
Homöopathikum: Hyoscyamus niger D12
Gabe: 2-mal täglich 5 Globuli

➢ ängstlich und verwirrt
Homöopathikum: Plumbum metallicum D12
Gabe: 2-mal täglich 5 Globuli

➢ aggressiv
➢ das Verhalten ist obszön
Homöopathikum: Stramonium D12
Gabe: 2-mal täglich 5 Globuli

Morbus Parkinson
(Therapiegestützte Gabe)

➢ die Koordination ist gestört
➢ ein Zittern und Kribbeln ist an den Extremitäten zu spüren
Homöopathikum: Agaricus D12
Gabe: 2-mal täglich 5 Globuli

➢ die Muskeln krampfen
➢ lähmendes Schwächegefühl
Homöopathikum: Alumina D12
Gabe: 2-mal täglich 5 Globuli

➢ Arme und Beine zittern heftig
Homöopathikum: Conium maculatum D12
Gabe: 2-mal täglich 5 Globuli

➢ Arme und Beine sind in ständiger Bewegung
➢ die Muskulatur krampft
Homöopathikum: Tarantula hispancia D12
Gabe: 2-mal täglich 5 Globuli

Multiple Sklerose
(Therapiegestützte Gabe)

➢ Taubheits- und Lähmungsgefühl
Homöopathikum: Causticum D12
Gabe: 2-mal täglich 5 Globuli

➢ doppeltes Sehen
➢ Schwindel
Homöopathikum: Gelsemium sempervirens D12
Gabe: 2-mal täglich 5 Globuli

➢ Entzündung des Sehnervs
Homöopathikum: Phosphorus D12
Gabe: 2-mal täglich 5 Globuli

➢ Lähmungen
➢ die Muskeln zucken
Homöopathikum: Plumbum metallicum D12
Gabe: 2-mal täglich 5 Globuli

➢ die Gliedmaßen sind schwach und zittern
Homöopathikum: Zincum metallicum D12
Gabe: 2-mal täglich 5 Globuli

Neuralgie (Nervenschmerzen)
(Therapiegestützte Gabe)

➢ aufgrund von trockenem und kaltem Wind
Homöopathikum: Aconitum napellus D6
Gabe: 3-mal täglich 5 Globuli

➢ regelmäßige Schmerzen, einhergehend mit Taubheit und Schwäche
Homöopathikum: Arsenicum album D12
Gabe: 2-mal täglich 5 Globuli

➢ aufgrund von Hitze oder Zugluft
Homöopathikum: Belladonna D6
Gabe: 3-mal täglich 5 Globuli

Symptome:
➢ nach einer Infektion mit Lähmungserscheinungen
Homöopathikum: Gelsemium sempervirens D12
Gabe: 2-mal täglich 5 Globuli

➢ plötzlich auftretende Schmerzen mit Taubheit und Juckreiz
Homöopathikum: Mezereum D6
Gabe: 3-mal täglich 5 Globuli

➢ Schmerzen auf der linken Seite im Bereich der Rippen
Homöopathikum: Ranunculus bulbosus D6
Gabe: 3-mal täglich 5 Globuli

Beschwerden und Erkrankungen der Ohren:

Gehörgangsekzem
(Therapiegestützte Gabe)

➢ die Risse sind tief und bluten
Homöopathikum: Acidum nitricum D12
Gabe: 2-mal täglich 5 Globuli

➢ Bläschen und Rötung an der Ohrmuschel
Homöopathikum: Croton tiglium D6
Gabe: 3-mal täglich 5 Globuli

➢ der Gehörgang ist zu geschwollen
Homöopathikum: Dulcamara D6
Gabe: 3-mal täglich 5 Globuli

➢ der äußere Gehörgang juckt und brennt
➢ es kommt zu einem nässenden Ausschlag
Homöopathikum: Graphites D12
Gabe: 2-mal täglich 5 Globuli

➢ das gerötete Ekzem ist chronisch
➢ die Haut schuppt stark
Homöopathikum: Sulfur D12
Gabe: 1-mal täglich 5 Globuli

Hörsturz
(Therapiegestützte Gabe)

➢ aufgrund von Stress
Homöopathikum: Nux vomica D12
Gabe: 2-mal täglich 5 Globuli

➢ klopfende Ohrgeräusche
Homöopathikum: Petroleum D12
Gabe: 2-mal täglich 5 Globuli

➢ aufgrund einer Überforderung
Homöopathikum: Phosphorus D12
Gabe: 2-mal täglich 5 Globuli

➢ Schwindel mit Ohrensausen
Homöopathikum: Secale cornutum D6
Gabe: 3-mal täglich 5 Globuli

Akute Mittelohrentzündung
(Therapiegestützte Gabe)

➢ die Schmerzen sind brennend und stechend
Homöopathikum: Apis mellifica D6
Gabe: Akutdosierung

➢ der Warzenfortsatz ist entzündet
Homöopathikum: Capsicum annuum D6
Gabe: Akutdosierung

➢ die Schmerzen sind sehr heftig und stechend
Homöopathikum: Chamomilla recutita D6
Gabe: Akutdosierung

➢ stark verschleimt
Homöopathikum: Pulsatilla pratensis D6
Gabe: Akutdosierung

Tinnitus

➢ aufgrund einer Verletzung oder eines Unfalls
Homöopathikum: Arnica montana D12
Gabe: 2-mal täglich 5 Globuli

➢ aufgrund von Kummer und Stress
Homöopathikum: Ignatia D12
Gabe: 2-mal täglich 5 Globuli

➢ der Tinnitus und der Pulsschlag treten synchron auf
Homöopathikum: Petroleum D12
Gabe: 2-mal täglich 5 Globuli

➢ extreme Empfindlichkeit gegenüber Geräuschen
Homöopathikum: Theridion D12
Gabe: 2-mal täglich 5 Globuli

Beschwerden und Erkrankungen der Psyche:

Ängste (Therapiegestützte Gabe)

➢ große Angst, einhergehend mit Herzrasen
Homöopathikum: Aconitum napellus D12
Gabe: 2-mal täglich 5 Globuli

➢ Angst vor bevorstehenden Ereignissen
Homöopathikum: Argentum nitricum D12
Gabe: 2-mal täglich 5 Globuli

➢ Angst während der Dunkelheit
Homöopathikum: Arsenicum album D12
Gabe: 2-mal täglich 5 Globuli

➢ entwickelte Ängste aufgrund einer hormonellen Umstellung
Homöopathikum: Cimicifuga racemosa D12
Gabe: 2-mal täglich 5 Globuli

➢ Alleinsein ist kaum zu ertragen
Homöopathikum: Pulsatilla pratensis D12
Gabe: 2-mal täglich 5 Globuli

Ängste als Folge von Aufregung oder einem Schreck

➢ nach seelischem Schock kommt es zu nervösen Herzbeschwerden
Homöopathikum: Aconitum napellus D12
Gabe: 2-mal täglich 5 Globuli

➢ aufgrund von Sorgen und Stress
Homöopathikum: Gelsemium sempervirens D12
Gabe: 2-mal täglich 5 Globuli

➢ Weinattacken
➢ ein Kloß im Hals
Homöopathikum: Ignatia D12
Gabe: 2-mal täglich 5 Globuli

➢ Angst vor Erwartungen
Homöopathikum: Opium D12
Gabe: 2-mal täglich 5 Globuli

Phobien
(Therapiegestützte Gabe)

➢ Zukunftsängste
➢ Platzangst
Homöopathikum: Argentum nitricum D12
Gabe: 2-mal täglich 5 Globuli

➢ ein Gefühl der Enge ist nicht ertragbar
Homöopathikum: Lachesis D12
Gabe: 2-mal täglich 5 Globuli

➢ Furcht und Schreck
Homöopathikum: Phosphorus D12
Gabe: 2-mal täglich 5 Globuli

➢ Angst vor Spritzen
➢ Angst, zu versagen
Homöopathikum: Silicea D12
Gabe: 2-mal täglich 5 Globuli

Demütigung und Kränkung (Therapiegestützte Gabe)

➢ der Hals schnürt sich zu
➢ es laufen Tränen
Homöopathikum: Ignatia D12
Gabe: 2-mal täglich 5 Globuli

➢ das Gefühl, missbraucht worden zu sein
Homöopathikum: Sepia D12
Gabe: 2-mal täglich 5 Globuli

➢ mutlos
➢ das Gefühl, ein Versager zu sein
Homöopathikum: Silicea D12
Gabe: 2-mal täglich 5 Globuli

➢ nach einer Kränkung
➢ Rückzug
Homöopathikum: Staphisagria D12
Gabe: 2-mal täglich 5 Globuli

Depressionen und depressive Verstimmung
(Therapiegestützte Gabe)

➢ die Stimmung ist gedrückt
➢ man fühlt sich innerlich getrieben
Homöopathikum: Arsenicum album D12
Gabe: 2-mal täglich 5 Globuli

➢ alles wird sich selbst vorgeworfen
Homöopathikum: Aurum metallicum D12
Gabe: 2-mal täglich 5 Globuli

➢ großes Mitgefühl, das einen fast lähmt
Homöopathikum: Causticum D12
Gabe: 2-mal täglich 5 Globuli

➢ Teilnahmslosigkeit
Homöopathikum: Graphites D12
Gabe: 2-mal täglich 5 Globuli

➢ aufgrund eines großen Kummers
Homöopathikum: Natrium chloratum D12
Gabe: 2-mal täglich 5 Globuli

Heimweh und Einsamkeit

- instabile Stimmung
- Lachen und Weinen wechseln sich ab

Homöopathikum: Ignatia D12
Gabe: 2-mal täglich 5 Globuli

- Panik vor dem Alleinsein

Homöopathikum: Phosphorus D12
Gabe: 2-mal täglich 5 Globuli

- Menschen und Umgebungen, die einem vertraut sind, fehlen

Homöopathikum: Pulsatilla pratensis D12
Gabe: 2-mal täglich 5 Globuli

Grübeln

- innerlich unruhig
- Panik in der Dunkelheit

Homöopathikum: Arsenicum album D12
Gabe: 2-mal täglich 5 Globuli

- mutlos
- alles wird sich selbst vorgeworfen

Homöopathikum: Aurum metallicum D12
Gabe: 2-mal täglich 5 Globuli

- Erlebnisse und Erfahrungen können einfach nicht vergessen werden

Homöopathikum: Natrium chloratum D12
Gabe: 2-mal täglich 5 Globuli

- lebensverneinend
- mutlos

Homöopathikum: Plumbum metallicum D12
Gabe: 2-mal täglich 5 Globuli

Kummer und Sorgen

- seelisch und körperlich erschöpft

Homöopathikum: Acidum phosphoricum D12
Gabe: 2-mal täglich 5 Globuli

- absolute Erschöpfung
- Berufssorgen

Homöopathikum: Ambra D12
Gabe: 2-mal täglich 5 Globuli

- das Verhalten ist widersprüchlich
- emotionale Unausgeglichenheit

Homöopathikum: Ignatia D12
Gabe: 2-mal täglich 5 Globuli

- lang vergangene Erlebnisse und Ereignisse sind noch sehr präsent und nagen innerlich

Homöopathikum: Natrium chloratum D12
Gabe: 2-mal täglich 5 Globuli

Schlafstörungen

- Angst vor der Zukunft
- innerliche Unruhe

Homöopathikum: Argentum nitricum D12
Gabe: Am Abend 5 Globuli

- der Schlaf-Wach-Rhythmus ist gestört und man fühlt sich erschöpft

Homöopathikum: Cocculus D12
Gabe: Am Abend 5 Globuli

- ununterbrochenes Nachdenken
- überreizt

Homöopathikum: Coffea arabica D12
Gabe: Am Abend 5 Globuli

➢ durch psychische Belastungen innerlich unruhig und erschöpft
Homöopathikum: Passiflora incarnata D3
Gabe: Am Abend 5 Globuli

➢ Einschlafen nur schwer möglich, trotz großer Erschöpfung
Homöopathikum: Scutellaria lateriflora D6
Gabe: Am Abend 5 Globuli

➢ eine Lichtquelle im Schlafzimmer wird benötigt
Homöopathikum: Stramonium D12
Gabe: Am Abend 5 Globuli

Schlaflosigkeit
(Therapiegestützte Gabe)

➢ psychische Belastungen lassen keine Ruhe finden
Homöopathikum: Ambra D6
Gabe: Am Abend 5 Globuli

➢ immer wieder nächtliches Aufwachen
Homöopathikum: Cypripedium D6
Gabe: Am Abend 5 Globuli

➢ Überforderung und Überarbeitung hindern am Schlafen
Homöopathikum: Nux vomica D6
Gabe: 2-mal täglich 5 Globuli

Trauer

➢ der Kummer lähmt
➢ das Mitgefühl mit anderen ist überwältigend
Homöopathikum: Causticum D12
Gabe: 2-mal täglich 5 Globuli

➢ der Hals schnürt sich zu
Homöopathikum: Ignatia D12
Gabe: 2-mal täglich 5 Globuli

➢ der Kummer sitzt tief
➢ Gefühle können nicht gezeigt werden
Homöopathikum: Staphisagria D12
Gabe: 2-mal täglich 5 Globuli

Überforderung und Burn-out

➢ seelisch und körperlich völlig erschöpft
Homöopathikum: Acidum phosphoricum D12
Gabe: 2-mal täglich 5 Globuli

➢ depressiv
➢ erschöpft
Homöopathikum: Ambra D6
Gabe: 3-mal täglich 5 Globuli

➢ man fühlt sich niedergeschlagen
➢ Kopfschmerzen
➢ Verharren in Lethargie
Homöopathikum: Haplopappus baylahuen D3
Gabe: 3-mal täglich 5 Globuli

➢ vor allem bei Frauen viele berufliche und private Belastungen
Homöopathikum: Helonias dioica D6
Gabe: 3-mal täglich 5 Globuli

Essstörung und Fettleibigkeit (Therapiegestützte Gabe)

➢ Zunge ist weißlich dick belegt
➢ das Essen wird verschlungen und die Übelkeit folgt
Homöopathikum: Antimonium crudum D12
Gabe: 2-mal täglich 5 Globuli

➢ die Nahrungsaufnahme ist unkontrolliert und unbeherrschbar, hinterher möchte man sich übergeben
Homöopathikum: Aurum metallicum D12
Gabe: 2-mal täglich 5 Globuli

➢ das Sättigungsgefühl wird ignoriert, es wird weiter gegessen
Homöopathikum: Calcium carbonicum D12
Gabe: 2-mal täglich 5 Globuli

➢ gierige Nahrungsaufnahme
➢ der Appetit lässt sich nicht zügeln
Homöopathikum: Graphites D12
Gabe: 2-mal täglich 5 Globuli

Fettleibigkeit und Magersucht
(Therapiegestützte Gabe)

➢ seelisch und körperlich fühlt man sich durch ein schnelles Wachstum überfordert
Homöopathikum: Acidum phosphoricum D12
Gabe: 2-mal täglich 5 Globuli

➢ der Körper ist abgemagert und erschöpft
Homöopathikum: Ferrum metallicum D12
Gabe: 2-mal täglich 5 Globuli

➢ das Verhalten ist widersprüchlich
➢ es wird ohne Appetit gegessen
Homöopathikum: Ignatia D12
Gabe: 2-mal täglich 5 Globuli

Beschwerden und Erkrankungen des Stoffwechsels:

Diabetes
(Therapiegestützte, konstitutionelle Gabe)

➢ mangelnde Leistungsfähigkeit
➢ Müdigkeit
➢ leicht reizbar sowie hektisch
Homöopathikum: Acidum sulfuricum D12
Gabe: 2-mal täglich 5 Globuli

➢ Heißhungerattacken über den Tag verteilt, aber schlanke Figur
➢ starke Unruhe
➢ Schweißausbrüche
Homöopathikum: Jodum D12
Gabe: 2-mal täglich 5 Globuli

➢ Heißhunger und Durst in der Nacht
Homöopathikum: Phosphorus D12
Gabe: 2-mal täglich 5 Globuli

➢ die Haare sind spröde
➢ die Haut ist trocken
➢ die Stimmung ist entweder depressiv oder gereizt
Homöopathikum: Sulfur D12
Gabe: 1-mal täglich 5 Globuli

Fettstoffwechselstörung (Therapiegestützte Gabe)

➢ die Zunge ist weißlich belegt
➢ Völlegefühl
Homöopathikum: Adlumia fungosa D3
Gabe: 3-mal täglich 5 Globuli

➢ die brennenden Bauchschmerzen sind rechtsseitig
Homöopathikum: Cholesterinum D12
Gabe: 2-mal täglich 5 Globuli

- nach dem Essen tritt die Müdigkeit ein und es kommt zu Blähungen

Homöopathikum: Natrium choleinicum D4
Gabe: 3-mal täglich 1 Tablette

Schilddrüsenüberfunktion
(Therapiegestützte Gabe)

- im Hals herrscht ein Druckgefühl
- die Brust ist eng
- das Herz klopft stark

Homöopathikum: Flor de Piedra D12
Gabe: 2-mal täglich 5 Globuli

- die Schilddrüse spannt
- es kommt zu Hungerattacken

Homöopathikum: Hedera helix D12
Gabe: 2-mal täglich 5 Globuli

- es kommt zum Rasen des Pulses und des Herzes
- Durchfall

Homöopathikum: Leonurus cardiaca D6
Gabe: 3-mal täglich 5 Globuli

- das Herz klopft heftig
- der Blutdruck ist hoch
- es kommt zu Schweißausbrüchen

Homöopathikum: Lycopus virginicus D6
Gabe: 3-mal täglich 5 Globuli

- die Schilddrüse ist berührungsempfindlich

Homöopathikum: Spongia D12
Gabe: 2-mal täglich 5 Globuli

Schilddrüsenunterfunktion
(Therapiegestützte Gabe)

- der Hals fühlt sich eng an
- der Stuhl ist hell
- die Haut juckt
- Kopfschmerzen

Homöopathikum: Flor de Piedra D6
Gabe: 3-mal täglich 5 Globuli

- anhaltender Hunger
- Fettleibigkeit

Homöopathikum: Fucus vesiculosus D4
Gabe: 3-mal täglich 5 Globuli

- es herrscht ein Druckgefühl im Hals
- es kommt zu Hungerattacken
- die Schilddrüse spannt

Homöopathikum: Hedera helix D6
Gabe: 3-mal täglich 5 Globuli

- die Schilddrüse reagiert empfindlich auf Berührungen und ist hart

Homöopathikum: Spongia D6
Gabe: 3-mal täglich 5 Globuli

Beschwerden und Erkrankungen des Urogenitaltraktes:

Akute Blasenentzündung

➢ aufgrund eines kalten und trockenen Windes mit reißenden Schmerzen
Homöopathikum: Aconitum napellus D6
Gabe: Akutdosierung

➢ durch eine schnelle Abkühlung nach einer Hitze
➢ die Schmerzen sind brennend, auch beim Wasserlassen
Homöopathikum: Belladonna D6
Gabe: Akutdosierung

➢ die Schmerzen sind heftig und brennend, sowohl während als auch nach dem Wasserlassen
Homöopathikum: Cantharis D6
Gabe: Akutdosierung

➢ aufgrund von feuchtkaltem Wetter
➢ alles tut weh
Homöopathikum: Dulcamara D6
Gabe: Akutdosierung

➢ der Infekt klingt ab
➢ Urin ist dunkel, aber wenig
Homöopathikum: Solidago virgaurea D3
Gabe: Akutdosierung

➢ nach dem Geschlechtsverkehr mit wenig Urin
Homöopathikum: Staphisagria D6
Gabe: Akutdosierung

Blasenentzündung
(Therapiegestützte Gabe)

➢ die Entzündung tritt nach einem Blasenkatheter auf
Homöopathikum: Arnica montana D6
Gabe: Akutdosierung

➢ aufgrund von Ärger und Aufregung
➢ das Wasserlassen schmerzt sehr
Homöopathikum: Colocynthis D6
Gabe: Akutdosierung

➢ die Schmerzen beim Wasserlassen sind sehr stark
➢ der Urin ist schleimig und blutig
Homöopathikum: Mercurius corrosivus D12
Gabe: Akutdosierung

➢ der Harndrang ist anhaltend
➢ die Schmerzen treten vor allem am Ende der Blasenentleerung auf
Homöopathikum: Sarsaparilla D6
Gabe: Akutdosierung

Reizblase

➢ nur wenig Urin beim Wasserlassen
➢ es kommt zu Unruhe und Nervosität
Homöopathikum: Argentum nitricum D12
Gabe: 2-mal täglich 5 Globuli

➢ das Wasserlassen bringt keine Erleichterung
➢ der Harndrang ist anhaltend
Homöopathikum: Equisetum arvense D6
Gabe: 3-mal täglich 5 Globuli

- als Folge von seelischen Ereignissen, einer inneren Unruhe oder Kälte

Homöopathikum: Pulsatilla pratensis D12
Gabe: 2-mal täglich 5 Globuli

Nierenbeckenentzündung (Therapiegestützte Gabe)

- die Rückenschmerzen sind dumpf

Homöopathikum: Berberis vulgaris D6
Gabe: 3-mal täglich 5 Globuli

- aufgrund von Wut und Ärger
- die Schmerzen und Krämpfe sind anfallsartig

Homöopathikum: Colocynthis D6
Gabe: Akutdosierung

- der Urin brennt und macht wund

Homöopathikum: Fabiana imbricata D6
Gabe: 3-mal täglich 5 Globuli

- Fieber
- das Gefühl, sehr krank zu sein

Homöopathikum: Mercurius solubilis D12
Gabe: Akutdosierung

Nierensteine
(Therapiegestützte Gabe)

- aufgrund von Oxalatsteinen
- die Schmerzen sind stechend

Homöopathikum: Acidum nitricum D12
Gabe: 2-mal täglich 5 Globuli

- die kolikartigen Schmerzen sind links und strahlen aus

Homöopathikum: Berberis vulgaris D6
Gabe: 3-mal täglich 5 Globuli

- das Wasserlassen ist schmerzhaft
- der Harndrang ist sehr häufig

Homöopathikum: Lithium carbonicum D12
Gabe: 2-mal täglich 5 Globuli

- der Harndrang ist häufig
- die kolikartigen Schmerzen sind auf der rechten Seite

Homöopathikum: Lycopodium clavatum D6
Gabe: 3-mal täglich 1 Tablette

Prostataentzündung
(Therapiegestützte Gabe)

- anhaltender Harndrang
- das Wasserlassen ist eher schwer

Homöopathikum: Chimaphila umbellata D3
Gabe: 3-mal täglich 5 Globuli

- der Harndrang ist plötzlich
- das Wasserlassen ist schwer

Homöopathikum: Pareira brava D6
Gabe: 3-mal täglich 5 Globuli

- die Schmerzen brennen

Homöopathikum: Populus tremuloides D3
Gabe: 3-mal täglich 5 Globuli

- stechende Schmerzen
- die Erektion ist schmerzhaft

Homöopathikum: Sabal D3
Gabe: 3-mal täglich 5 Globuli

➢ die Schmerzen reichen von der Harnröhre bis zum Anus
Homöopathikum: Staphisagria D12
Gabe: 2-mal täglich 5 Globuli

Prostatavergrößerung
(Therapiegestützte Gabe)

➢ es kommt zum Bluthochdruck und zu Schwindelanfällen
Homöopathikum: Aurum metallicum D12
Gabe: 2-mal täglich 5 Globuli

➢ die Vitalität lässt nach
➢ die Libido nimmt ab
Homöopathikum: Barium carbonicum D12
Gabe: 2-mal täglich 5 Globuli

➢ der Harndrang ist häufig und es träufelt nach
Homöopathikum: Conium maculatum D6
Gabe: 3-mal täglich 5 Globuli

Beschwerden und Erkrankungen des Verdauungssystems:

Appetitlosigkeit

➢ nach einer Operation
➢ durch Nervosität
➢ durch Erschöpfung
➢ aufgrund einer schweren Erkrankung
Homöopathikum: China D6
Gabe: 3-mal täglich 5 Globuli

➢ nach einer Operation
➢ durch eine Infektionskrankheit
➢ aufgrund von Müdigkeit
➢ Gewichtsverlust
Homöopathikum: Medicago sativa D3
Gabe: 3-mal täglich 5 Globuli

Erbrechen, Brechdurchfall und Magenverstimmung

➢ aufgrund von zu fettigem und übermäßigem Essen
➢ Sodbrennen
Homöopathikum: Antimonium crudum D12
Gabe: Akutdosierung

➢ aufgrund einer verdorbenen Nahrung
➢ durch den Geruch von Essen
➢ durch den Anblick von Essen
Homöopathikum: Arsenicum album D12
Gabe: Akutdosierung

➢ die Schmerzen sind kolikartig
➢ die Übelkeit ist anhaltend
Homöopathikum: Ipecacuanha D6
Gabe: Akutdosierung

➢ nach zu vielen und stark gewürzten Mahlzeiten
➢ aufgrund von Kaffee, Zigaretten oder Alkohol
Homöopathikum: Nux vomica D6
Gabe: Akutdosierung

➢ aufgrund von zu fettigen Speisen
➢ es kommt zu Bauchkrämpfen
➢ Völlegefühl
➢ Aufstoßen
Homöopathikum: Pulsatilla pratensis D6
Gabe: Akutdosierung

Magengeschwüre, Magenschleimhautentzündung und Sodbrennen
(Therapiegestützte Gabe)

- die Magenkrämpfe sind nach dem Essen schmerzhaft
- saures Aufstoßen und Erbrechen

Homöopathikum: Acidum nitricum D12
Gabe: 2-mal täglich 5 Globuli

- die Magen- und die Bauchschmerzen brennen
- der Durchfall macht wund
- Erbrechen

Homöopathikum: Arsenicum album D12
Gabe: 2-mal täglich 5 Globuli

- die Magenschmerzen sind extrem, brennen und krampfen
- Sodbrennen

Homöopathikum: Bismutum subnitricum D6
Gabe: 3-mal täglich 1 Tablette

- Druck- und Völlegefühl
- Ekel vor Fleisch
- keinen Appetit
- Magenschmerzen

Homöopathikum: Kalium bichromicum D6
Gabe: 3-mal täglich 5 Globuli

- nach dem Essen verringern sich die krampfenden Magenschmerzen etwas

Homöopathikum: Mandragora e radice D6
Gabe: 3-mal täglich 5 Globuli

- aufgrund von Stress, seelischen Belastungen oder durch Medikamente

Homöopathikum: Nux vomica D12
Gabe: 2-mal täglich 5 Globuli

- aufgrund von zu viel Magensäure
- saures Aufstoßen und Erbrechen

Homöopathikum: Robinia pseudacacia D6
Gabe: 3-mal täglich 5 Globuli

Reizmagen und Reizdarm-Syndrom

- aufgrund von Erwartungsängsten
- Durchfall und Erbrechen wird durch Stress ausgelöst

Homöopathikum: Argentum nitricum D12
Gabe: 2-mal täglich 5 Globuli

- aufgrund von Aufregung oder Ärger
- der Magen krampft
- Aufstoßen

Homöopathikum: Chamomilla recutita D12
Gabe: 2-mal täglich 5 Globuli

- aufgrund von Demütigung
- durch Zorn und Wut
- der Magen schnürt sich zusammen

Homöopathikum: Colocynthis D12
Gabe: 2-mal täglich 5 Globuli

- aufgrund von Sorgen und Kummer
- der Magen schmerzt
- Schluckauf

Homöopathikum: Ignatia D12
Gabe: 2-mal täglich 5 Globuli

➢ aufgrund von Kränkung und Enttäuschung
➢ die Stimmung ist niedergeschlagen
Homöopathikum: Natrium chloratum D12
Gabe: 2-mal täglich 5 Globuli

Blähungen

➢ Blähungen
➢ Verstopfung
➢ Durchfall
Homöopathikum: Asa foetida D6
Gabe: 3-mal täglich 5 Globuli

➢ Milch und Fleisch werden nicht vertragen
➢ Bauchkrämpfe
➢ Kreislaufprobleme
Homöopathikum: Carbo vegetabilis D6
Gabe: 2-mal täglich 1 Tablette

➢ die Blähungen sind kolikartig
➢ die Stimmung ist gereizt und die Laune schlecht
➢ Durchfall
Homöopathikum: Chamomilla recutita D12
Gabe: 2-mal täglich 5 Globuli

➢ Blähungen gehen einher mit kolikartigen Schmerzen
➢ der Bauch ist sehr empfindlich
Homöopathikum: Lycopodium clavatum D12
Gabe: 2-mal täglich 5 Globuli

Darmsanierung
(Therapiegestützte Gabe)

➢ nach einer Antibiotika-Therapie
➢ Verstopfung und Durchfall wechseln sich ab
Homöopathikum: Okoubaka D3
Gabe: 3-mal täglich 5 Globuli

➢ der Stuhldrang nach dem Essen ist extrem
➢ der Stuhl riecht übel und ist wässrig
Homöopathikum: Sulfur D12
Gabe: 1-mal täglich 5 Globuli

Durchfall

➢ aufgrund verdorbener Lebensmittel
➢ es kommt zu kaltem Schweiß
➢ der Bereich um den Bauch brennt
Homöopathikum: Arsenicum album D12
Gabe: Akutdosierung

➢ der Stuhl ist grünlich-gelb und macht wund
➢ der Bauch ist sehr schmerzempfindlich
Homöopathikum: Chamomilla recutita D6
Gabe: Akutdosierung

➢ der Stuhl ist schleimig und wie Gelee
Homöopathikum: Colchicum autumnale D12
Gabe: Akutdosierung

➢ der Stuhl ist wässrig und teilweise unverdaut
➢ große Lust auf Süßigkeiten
➢ Erbrechen
Homöopathikum: Ferrum metallicum D6
Gabe: Akutdosierung

➢ aufgrund von einer Ernährungsumstellung oder eines Klimawechsels
Homöopathikum: Okoubaka D3
Gabe: Akutdosierung

➢ Sommerdurchfall
➢ der Stuhl ist unverdaut und schaumig
Homöopathikum: Rheum D6
Gabe: Akutdosierung

➢ extremes Erbrechen
➢ die Bauchschmerzen sind kolikartig
➢ der Kreislauf ist schwach
Homöopathikum: Veratrum album D6
Gabe: Akutdosierung

Verstopfung

➢ aufgrund einer Leberschädigung
➢ der Stuhlgang schmerzt
➢ Sodbrennen
➢ Übelkeit
Homöopathikum: Magnesium chloratum D12
Gabe: 2-mal täglich 5 Globuli

➢ aufgrund seelischer Belastungen und Stress
➢ aufgrund einer ungesunden Lebensweise
Homöopathikum: Nux vomica D12
Gabe: 2-mal täglich 5 Globuli

➢ nach einer Operation
➢ nach längerer Bettlägerigkeit
➢ gar kein Stuhlgang, sondern nur Blähungskoliken
Homöopathikum: Opium D12
Gabe: 2-mal täglich 5 Globuli

➢ der Stuhl ist kleinteilig und hart
➢ die Haut ist fahl und trocken
➢ die Schmerzen sind kolikartig
Homöopathikum: Plumbum metallicum D12
Gabe: 2-mal täglich 5 Globuli

Erste Hilfe:

Nicht nur bei akuten und auch chronischen Erkrankungen hat sich die Homöopathie bewährt. Auch in Notfallsituationen und zur Erstversorgung findet sie Anwendung. So ist Arnica montana ein sehr bedeutendes Notfallmittel, da es unter anderem schmerzlindernd, abschwellend und entzündungshemmend ist.

Nachfolgend erfahren Sie alles über das homöopathische Mittel der Wahl für die erste Hilfe bei verschiedenen Beschwerden.

Atemnot

➢ nach einem Schreck oder Schock
Homöopathikum: Aconitum napellus D6
Gabe: Akutdosierung

➢ durch ein allergisches Geschehen
Homöopathikum: Apis mellifica D6
Gabe: Akutdosierung

Augenverletzung durch einen Fremdkörper

➢ die Schmerzen sind extrem
➢ Schock
Homöopathikum: Aconitum napellus D6
Gabe: Akutdosierung

Augenverletzung durch einen Schlag

➢ Veilchen
➢ Bluterguss
Homöopathikum: Ledum palustre D6
Gabe: Akutdosierung

Bewusstlosigkeit, Kollaps und Schock

➢ aufgrund eines emotionalen Ereignisses
Homöopathikum: Ignatia D12
Gabe: Akutdosierung

➢ durch den Anblick von Blut
➢ bei einem minimalen körperlichen Schmerz
Homöopathikum: Nux moschata D12
Gabe: Akutdosierung

➢ aufgrund von Bücken und Aufstehen kommt es zu Schwindel
➢ Erbrechen und Übelkeit
➢ kalter Schweiß
Homöopathikum: Veratrum album D6
Gabe: Akutdosierung

Blutung

➢ das Blut aus der Wunde tropft hellrot
Homöopathikum: Millefolium D6
Gabe: Akutdosierung

➢ das Blut aus der Wunde tropft dunkelrot
Homöopathikum: Hamamelis virginiana D6
Gabe: Akutdosierung

Erfrierung und Unterkühlung

➢ die Haut ist bläulich und rot verfärbt
➢ Juckreiz
Homöopathikum: Abrotanum D3
Gabe: 3-mal täglich 5 Globuli

➢ die Haut fühlt sich voller Eisnadeln an
➢ Schmerzen
Homöopathikum: Agaricus D12
Gabe: 2-mal täglich 5 Globuli

Insektenstich oder -biss

➢ es kommt zu einer starken Schwellung und Juckreiz
Homöopathikum: Apis mellifica D6
Gabe: Akutdosierung

➢ die Einstichstelle ist gerötet
Homöopathikum: Ledum palustre D6
Gabe: Akutdosierung

Knochenverletzung

➢ einhergehend mit einer Schwellung, einem Bluterguss und/oder Schmerzen
Homöopathikum: Arnica montana D6
Gabe: Akutdosierung

➢ die Knochenprellung ist schmerzhaft
Homöopathikum: Bryonia dioica D6
Gabe: Akutdosierung

➢ die Arme oder Beine sind geprellt
Homöopathikum: Ruta graveolens D6
Gabe: Akutdosierung

- Knochenbruch

Homöopathikum: Symphytum officinale D6
Gabe: Akutdosierung

Kopfverletzung

- einhergehend mit einer Schwellung, einem Bluterguss und/oder Schmerzen

Homöopathikum: Arnica montana D6
Gabe: Akutdosierung

- Gehirnerschütterung
- Schwindel
- Übelkeit

Homöopathikum: Hypericum perforatum D6
Gabe: Akutdosierung

Muskelkrämpfe

- es kommt nachts zu einem Wadenkrampf oder Zehenkrampf

Homöopathikum: Cuprum aceticum D6
Gabe: Akutdosierung

Symptome:

- Krampf im Unterleib
- Schreibkrampf

Homöopathikum: Magnesium phosphoricum D12
Gabe: Akutdosierung

Nasenbluten

- es kommt zu einer starken akuten Blutung

Homöopathikum: Phosphorus D12
Gabe: Akutdosierung

Prellung, Quetschung und Zerrung

- Bluterguss
- Schwellung

Homöopathikum: Arnica montana D6
Gabe: Akutdosierung

- der Finger wurde eingequetscht

Homöopathikum: Hypericum perforatum D6
Gabe: Akutdosierung

- aufgrund einer Überanstrengung in Kälte und Nässe

Homöopathikum: Rhus toxicodendron D12
Gabe: Akutdosierung

- nach einer Bänderdehnung oder nach einem Bänderriss

Homöopathikum: Ruta graveolens D6
Gabe: Akutdosierung

Sonnenstich oder Sonnenbrand

- die Haut ist knallrot, brennt, ist heiß und berührungsempfindlich

Homöopathikum: Belladonna D6
Gabe: Akutdosierung

- der Kopf platzt fast

Homöopathikum: Glonoinum D6
Gabe: Akutdosierung

Verbrennung

- die Haut ist berührungsempfindlich, rot und geschwollen
- die klopfenden Schmerzen sind stark

Homöopathikum: Belladonna D6
Gabe: Akutdosierung

➢ es bilden sich Blasen
➢ die Schmerzen sind stark
Homöopathikum: Cantharis D6
Gabe: Akutdosierung

Vergiftung durch Fleisch oder Wurst

➢ starker Durchfall
Homöopathikum: Arsenicum album D12
Gabe: Akutdosierung

Vergiftung durch Fisch

➢ es kommt zu einer heftigen Übelkeit
➢ Brechreiz
Homöopathikum: Sepia D12
Gabe: Akutdosierung

Vergiftung durch Nahrungsmittel

➢ es kommt zu heftigem Erbrechen
➢ möglicherweise Durchfall
➢ es droht ein Kreislaufzusammenbruch
Homöopathikum: Veratrum album D6
Gabe: Akutdosierung

Wunde nach einem Biss oder Stich

➢ die Einstichstelle ist gerötet
Homöopathikum: Ledum palustre D6
Gabe: Akutdosierung

Wunde nach einer Quetschung

➢ die Haut ist eingerissen und abgeschürft
Homöopathikum: Calendula officinalis D6
Gabe: Akutdosierung

Wunde nach einer Nervenverletzung

➢ die Schmerzen sind ziehend und einschießend
Homöopathikum: Hypericum perforatum D6
Gabe: Akutdosierung

Wunde durch einen Schnitt

Symptome:
➢ aufgrund einer Verletzung
➢ nach einer Operation
Homöopathikum: Staphisagria D6
Gabe: Akutdosierung

Praxistipps für die Einnahme von Globuli bei Kindern

Die Homöopathie verdient bei der Behandlung von Babys und Kindern zurecht ihren Platz und bekommt einen ganz besonderen Stellenwert aufgrund der guten Verträglichkeit, der sanften Methode und der geringen Nebenwirkungen.

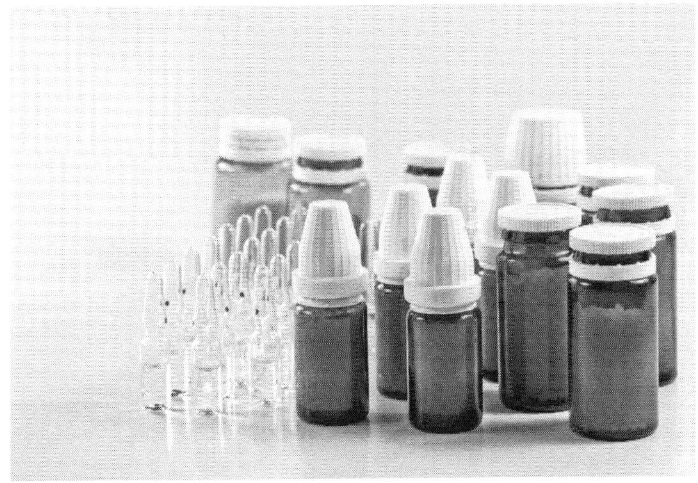

Der kleine Organismus von Kindern reagiert oft heftiger und intensiver bei Infektionen und Krankheiten und die körpereigenen Reserven gelangen schnell an ihre Grenzen. Egal, ob im Säuglingsalter die Dreimonatskoliken, das Durchbrechen der ersten Zähne oder auch Neurodermitis und im weiteren Verlauf die typischen Krankheiten wie

- Windpocken,
- Masern,
- Magen-Darm-Erkrankungen,
- Bronchitis und
- Mandelentzündung,

die Behandlung mit homöopathischen Heilmitteln, sei es als Einzelbehandlung oder als ergänzende Therapie, konnte sich definitiv bewähren.

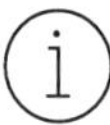

Die Zulassungsbehörde fordert den Passus in den Packungsbeilagen, dass Kinder unter 12 Jahren keine homöopathischen Mittel anwenden dürfen. Die Erfahrung und auch eine Studie des Robert-Koch-Instituts, in der 325 Kinder durch die Behandlung mit einem homöopathischen Mittel eine 90-prozentige Verbesserung ihrer Beschwerden erzielten, bestätigt dies nicht. Daher dürfen alle in diesem Ratgeber angegebenen Mittel und Potenzen bei Kindern ohne Bedenken angewendet werden.

Da Kinder in vielen Fällen erst ab einem Alter von 4 Jahren die Symptome beziehungsweise die Beschwerden benennen können, ist es daher für Sie als Eltern wichtig, die Leitsymptome anhand des Aussehens und Verhaltens zu erkennen. Hinweise könnten wie folgt aussehen:

- auffallend rotes Gesicht,
- gelblicher, zäher Nasenschleim,
- auffallend schreckhaftes Verhalten oder
- Kratzen an bestimmten Körperstellen.

Was genau diese Symptome bedeuten und zu welchem Mittel sie führen, erfahren Sie in diesem Kapitel.

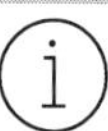

Allgemeine Hinweise:

- Sollten Sie sich bezüglich der Schwere der Erkrankung Ihres Kindes unsicher sein, suchen Sie einen Homöopathen/Kinderarzt auf.
- Chronische Krankheiten sollten nicht ohne Homöopathen behandelt werden.
- Während der homöopathischen Therapie beobachten Sie Ihr Kind und die Beschwerden ganz genau. Diese können sich in dieser Zeit verändern.
- Achten Sie darauf, dass Sie nicht zu viele Mittel gleichzeitig geben, da es zu einer Überstimulierung kommen kann und das Kind unleidlich wird.
- Konsultieren Sie umgehend einen Homöopathen oder Kinderarzt, wenn sich die Beschwerden während der Behandlung verschlimmern, und setzen Sie das Mittel ab.

Im Folgenden finden Sie eine Auflistung der Kinderkrankheiten mit den dazugehörigen Leitsymptomen und Modalitäten, angefangen bei den Säuglingskrankheiten bis zu den Kinderkrankheiten.

Dosierungsangaben für Babys und Kinder:
Wenn von Gaben gesprochen wird, ergeben sich daraus folgende Dosierungen:
- Säuglinge erhalten 1 Globuli täglich
- Kleinkinder erhalten 3 Globuli pro Dosis
- Schulkinder erhalten 5 Globuli pro Dosis

Wie oft Sie das Mittel Ihrem Kind geben, hängt vom Akutfall ab, wie bereits im Kapitel Einnahme und Darreichungsformen – so wenden Sie Globuli richtig an beschrieben.

Beschwerden im Säuglingsalter:

Dreimonatskoliken

Da das Verdauungssystem bei einigen Babys noch nicht reibungslos funktioniert und es dadurch, vor allem in den ersten drei Monaten, Probleme bereiten kann, reagieren Säuglinge nach dem Stillen oder Trinken des Fläschchens mit Bauchschmerzen. Sie fangen an, zu weinen oder zu schreien, strampeln und ziehen die Beinchen an. Das Gesicht ist meist rot und der kleine Bauch hart.

Folgende Mittel können therapiegestützt helfen:

Chamomilla recutita D12
- Heftige Bauchschmerzen
- Baby ist kaum zu beruhigen und jähzornig
- Berührungsempfindlichkeit am Bauch zeigt sich durch wildes Strampeln

Verschlechterung: abends
Besserung: durch lokale Wärme

Colocynthis D6
- der Bauch gluckert und grummelt
- das Baby zieht die Beine an und bei Bewegungen kann durchfallartiger Stuhl abgehen

Verschlechterung: durch Bewegung
Besserung: durch lokale Wärme und Ruhe
Bei dem Heilmittel Colocynthis handelt es sich um das Mittel der Wahl bei Dreimonatskoliken.

Dioscorea villosa D6
- kolikartige Schmerzen
- der gesamte Bauchbereich reagiert sehr empfindlich auf Berührungen

Verschlechterung: durch Hinlegen
Besserung: durch Rückwärtsbeugen

Lycopodium clavatum D12

- kolikartige Schmerzen
- vor allem nachmittags
- Baby scheint nach nur wenigen Schlücken satt zu sein

Verschlechterung: nach dem Essen

Besserung: durch Bewegung

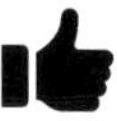

Praxistipp:

Reiben Sie mit warmen Händen den Bauch Ihres Babys mit Fenchel oder Anisöl ein.

Gedeihstörungen

Auch Ernährungsstörung genannt, bedeutet eine Mangelernährung und/oder Untergewicht durch Unverträglichkeiten, falsche Ernährung oder eine Magen-Darm-Infektion.

Therapiegestützte Mittel sind:

Antimonium crudum D12

- Erbrechen ohne Besserung hinterher
- weiß belegte Zunge

Verschlechterung: nach dem Essen

Besserung: an der frischen Luft

Calcium carbonicum D12

- Baby leidet unter Blähungen und einem aufgetriebenen Bauch
- unregelmäßiger Stuhlgang
- häufige Erkältungen

Verschlechterung: durch geistige und körperliche Anstrengung

Besserung: durch Wärme

Calcium carbonicum hat sich auch bei einer Milchunverträglichkeit bewährt.

Natrium chloratum D12

- Baby ist sehr winzig
- trotz Appetit keine Gewichtszunahme
- meist trockene Hautausschläge

Verschlechterung: morgens und mittags

Besserung: an der frischen Luft

Milchschorf

Die Talgdrüsen, besonders auf der Kopfhaut, können in den ersten Monaten nicht immer richtig funktionieren und es bilden sich kleinschuppige Krusten, die zu einer Verklebung der Haare führen. Meist ist Milchschorf das erste Anzeichen einer Neurodermitis.

Bewährte Mittel sind:

Borax D6

- stark verkrustete und juckende Haut
- entzündliche Mundschleimhaut
- Lärmempfindlichkeit und schreckhaft bei den kleinsten Geräuschen

Verschlechterung: durch Nässe und Kälte
Besserung: nach dem Stuhlgang und im Freien

Calcium carbonicum D12

- Hitzepickelchen an den Wangen
- wunde und nässende Hautstellen, welche eine schleimig-eitrige Flüssigkeit absondern
- prinzipiell schlecht verheilende Haut

Verschlechterung: durch Anstrengung
Besserung: durch Liegen auf der schmerzhaften Seite

Graphites D12

- entweder nässende Haut mit gelblich-klebrigem, schlecht riechendem Sekret oder trockene Haut mit weißen, dicken Schuppen
- Baby friert
- Verstopfungen

Verschlechterung: morgens und durch Wärme
Besserung: an der frischen Luft

Viola tricolor D6

- stark ausgeprägter Juckreiz
- Baby friert
- nässender und eitriger Ausschlag mit dicken, gelben Krusten

Verschlechterung: in der Nacht und im Winter
Besserung: nicht bekannt
Bei hochakuten, nässenden Hautausschlägen ist das Heilmittel Viola ein Notfallhelfer.

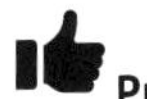

Praxistipp:
Reiben Sie sanft den Kopf Ihres Babys mit Olivenöl ein. Die Krusten werden dadurch weich und lösen sich schneller ab.

Windeldermatitis

Das Baby leidet an einer empfindlichen Haut im Po-Bereich, da das feucht-warme Milieu in den Windeln die Haut reizt. Meist geht eine selten gewechselte Windel und auch Durchfall voraus. Doch auch Rückstände von Seifen und eine Nahrungsmittelunverträglichkeit können eine Entzündung begünstigen. Die entzündeten Stellen sind gerötet und schuppig. In manchen Fällen nässen diese oder bluten sogar.

Helfende Mittel sind:

Chamomilla recutita D12

- Besonders während des Zahnens leidet das Baby an Windeldermatitis, es ist fast nicht zu beruhigen und weint vor Schmerzen, grünlicher Durchfall und Blähungen riechen nach faulen Eiern.

Verschlechterung: durch Aufregung und nachts
Besserung: durch Wärme

Clematis recta D6

- Po ist übersät mit Bläschen, welche platzen und Krusten bilden
- geschwollene Lymphknoten an den Leisten

Verschlechterung: durch Bewegung
Besserung: durch Schwitzen

Graphites D12

- Verstopfung, Baby friert und ist durchweg hungrig
- unangenehm riechendes gelbliches und klebriges Sekret auf der Haut

Verschlechterung: durch Wärme und morgens
Besserung: an der frischen Luft und durch Bewegung

Zahnen

Etwa im 6. Lebensmonat beginnen die Milchzähne, welche im Kiefer bereits angelegt sind, durchzubrechen. Dies kann etwa 2 Jahre dauern, bis alle Zähne vollständig da sind. Während dieses Durchbruchs kann es zu Fieber, Schmerzen, starkem Speichelfluss und geschwollenem Zahnfleisch kommen.

Mittel, die das Zahnen unterstützen, sind:

Belladonna D6

- plötzlich hohes Fieber
- rotes und heißes Gesicht
- rotes und glänzendes Zahnfleisch
- Schmerzen ebben nur gelegentlich etwas ab

Verschlechterung: am Abend
Besserung: durch aufrechtes Sitzen

Bei plötzlich auftretenden Schmerzen geben Sie 3-mal im Viertelstundenabstand 3 Globuli, danach alle 1 bis 2 Stunden 3 Globuli, jedoch nicht länger als einen halben Tag.

Chamomilla recutita D6

- Baby leidet an unerträglichen Schmerzen
- ist unleidig und gereizt
- schlechter Schlaf, schreckt aus diesem hoch
- grünlicher Durchfall
- Fieber und Schnupfen

Verschlechterung: durch Anstrengung
Besserung: durch lokale Wärme

Pulsatilla pratensis D6

- Schmerzen gehen bis in die Ohren und diese sind entsprechend schmerzempfindlich
- milchig-weißlicher Schleim fließt aus der Nase
- Baby möchte nicht trinken
- weinerlich
- Nähe suchend

Verschlechterung: durch Wärme und nachts
Besserung: durch Bewegung und frische Luft

Klassische Kinderkrankheiten:

Dreitagefieber

Verantwortlich für das Dreitagefieber sind Viren. Ein plötzlich hoher Temperaturanstieg hält etwa 3 bis 4 Tage an und klingt genauso plötzlich wieder ab. Bevor das Fieber jedoch verschwindet, bilden sich am Körper blassrote und große Flecken, die 2 Tage zu sehen sind.

Therapiegestützte Heilmittel sind:

Aconitum napellus D6

- 3 bis 4 Tage anhaltendes hohes Fieber
- Schüttelfrost
- blasse, heiße und trockene Haut
- Kind ist unruhig und ängstlich

Verschlechterung: durch kalten Wind
Besserung: nach dem Absondern von Körpersekreten

Belladonna D6

- Kind fiebert plötzlich sehr hoch
- gleichzeitiges Frösteln und Schwitzen
- heiße Haut
- hochrotes Gesicht
- eiskalte Hände und Füße

Verschlechterung: durch Kälte
Besserung: beim Rückwärtsbeugen und im Sitzen
Geben Sie, nach Abklingen des Fiebers, weitere drei Tage lang 3-mal täglich 3 Globuli.

Chamomilla recutita D6

- sehr plötzlich hohes Fieber
- Kälte- und Hitzeempfinden im Wechsel
- eine Wange ist warm und rötlich, die andere Wange kalt und blass
- unruhiger Schlaf
- Schmerzempfindlichkeit
- nächtliches, schreiendes Aufwachen

Verschlechterung: nachts
Besserung: durch lokale Wärme

Keuchhusten

Keuchhusten wird durch das Bakterium Bordetella pertussis ausgelöst und durch Tröpfcheninfektion übertragen. Das Kind ist 4 bis 6 Wochen lang ansteckend und leidet an schnell hintereinander auftretenden Hustenanfällen, die zudem noch von japsendem Einatmen unterbrochen werden. Dabei streckt das Kind meist die Zunge raus und leidet an Atemnot.

Mittel, die therapiegestützt helfen, sind:

Belladonna D6

- trockener Husten, schmerzende Brust
- plötzlich hohes Fieber und gleichzeitiges Frösteln mit kalten Händen und Füßen, allerdings ein Schwitzen am Körper

Verschlechterung: abends und durch Kälte
Besserung: im Sitzen

Coccus cacti D6

- krampfartige Hustenanfälle
- Atemnot
- Würgereiz und Erbrechen
- scheidet während des Hustens einen zähen, dicken Auswurf aus

Verschlechterung: durch Wärme und morgens
Besserung: durch kalte Getränke und in kalter Luft

Corallium rubrum D6

➢ schnell hintereinander krampfartige und heftige Hustenanfälle
➢ Schleim lässt sich nur schwer abhusten
➢ Erschöpfung

Verschlechterung: durch kalte Luft
Besserung: durch Wärme

Cuprum aceticum D6

➢ starke, krampfartige und plötzlich auftretende Hustenanfälle mit Atemnot
➢ blaue Lippen
➢ zäher und schleimiger Auswurf

Verschlechterung: nachts
Besserung: durch kalte Getränke

Drosera D6

➢ krampfartige Hustenanfälle, die nicht aufhören, verbunden mit Atemnot und stechenden Schmerzen in der Brust
➢ Heiserkeit
➢ Nasenbluten
➢ Würgereiz und Erbrechen

Verschlechterung: im Liegen und nachts
Besserung: durch Sitzen

Ipecacuanha D6

➢ Rasselgeräusche und Pfeifen begleiten die krampfartigen Hustenanfälle
➢ Übelkeit
➢ Erschöpfung

Verschlechterung: durch Bewegung
Besserung: durch Ruhe

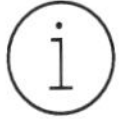

Hinweise bei Keuchhusten:

- Die Atemnot, die mit Keuchhusten einhergehen kann, sollte unter keinen Umständen unterschätzt werden.
- Besteht der Verdacht des Keuchhustens, suchen Sie unbedingt einen Arzt auf, vor allem, wenn Ihr Kind unter 4 Jahre ist, da die Gefahr des Erstickens dann größer ist.
- Um den vorhandenen Schleim zu verflüssigen, achten Sie darauf, dass Ihr Kind genügend trinkt.
- Wenn Ihr Kind durch Keuchhusten an Kopfschmerzen leidet, ungewöhnlich ruhig ist, Lähmungserscheinungen hat oder krampft, suchen Sie sofort einen Arzt auf, da die Gefahr einer Gehirnentzündung besteht.

Masern

Das Virus ist sehr ansteckend und die Infektion erfolgt durch Tröpfchen. Bereits einige Tage vor dem merklichen Ausbruch ist Ihr Kind für andere Kinder ansteckend. Sobald die Symptome auftreten, äußern sich diese durch leichtes Fieber, Schnupfen, Husten, Halsschmerzen, gerötete Augen und Lichtempfindlichkeit. Am 4. Tag kann das Fieber allerdings auf 40 Grad ansteigen. Hinter den Ohren bilden sich hellrote Flecken, die sich von dort über den Körper ausbreiten und unsagbar jucken. Das hohe Fieber beginnt etwa nach weiteren 3 bis 4 Tagen, wieder zu sinken, und auch der Ausschlag bildet sich langsam zurück.

Heilmittel gegen Masern sind:

Aconitum napellus D6

- trockener Husten
- schmerzende Brust
- plötzlich hohes Fieber und gleichzeitig Schüttelfrost
- heiße, trockene und blasse Haut
- Unruhe
- Ängstlichkeit
- Durst auf kalte Getränke
- hochroter Hautausschlag

Verschlechterung: durch kalten Wind und Berührung
Besserung: nach Absondern von Körpersekreten

Ammonium carbonicum D6

- Bronchitis und Husten
- schwer löslicher und schleimiger Auswurf
- Atemnot und Erstickungsgefühl
- brennender Husten
- Schnupfen

Verschlechterung: nachts, durch Kälte und Nässe
Besserung: in Seitenlage

Belladonna D6

- Fieber und Frösteln
- schweißige und heiße Haut
- Füße und Hände sind kalt
- hochrotes Gesicht direkt am Anfang, erst etwas später bildet sich der rote Hautausschlag

Verschlechterung: abends und durch Kälte
Besserung: im Sitzen und beim Rückwärtsbeugen

Bryonia dioica D6

- Heftiger, trockener und stechender Reizhusten
- belegte und trockene Zunge
- Verlangen nach Kaltgetränken

Verschlechterung: durch Bewegung und Wärme
Besserung: an der frischen Luft

Euphrasia D6

- gleichzeitige Bindehautentzündung
- gerötete, brennende und lichtempfindliche Augen
- gezwungen, ständig zu blinzeln

Verschlechterung: vormittags
Besserung: durch Kälte, Bewegung und in der Dunkelheit

Ferrum phosphoricum D6

- mäßiges bis hohes Fieber zu Anfang und immer zur selben Stunde
- geringes Schwitzen und geringer Durst
- heißes Gesicht, abwechselnde Blässe und Röte
- Hautausschlag ist blassrot, möglicherweise begleitende Bronchitis

Verschlechterung: nachts
Besserung: durch kalte Anwendungen

Pulsatilla pratensis D6

- Dicker, schleimig-gelblicher Schnupfen oder eine Bindehautentzündung
- lichtempfindliche Augen

Verschlechterung: durch Wärme und vor Mitternacht
Besserung: an der frischen Luft

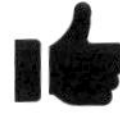

Praxistipp:

1 bis 2 Tropfen 3- bis 4-mal täglich Echinacea-Augentropfen helfen sehr gut bei geröteten, tränenden und lichtempfindlichen Augen.

Mumps

Mumps ist eine Infektion durch einen Virus, welcher zu einer Ohrspeicheldrüsenentzündung führt, gegebenenfalls auch zu einer Entzündung der Kieferspeicheldrüsen. Mumps ist etwa eine Woche, bevor sich die ersten Symptome zeigen, und auch bis 10 Tage danach noch ansteckend.

Da sich die Ohrspeicheldrüsen vor den Ohren befinden, können die Wangen dick werden und die Ohren abstehen, sobald die Drüsen anschwellen. Meistens beginnt dies mit einer Seite, bevor beide betroffen sind. Nach etwa einer Woche klingen die Schwellungen ab.

Therapiegestützte Heilmittel sind:

Belladonna D6

- plötzlich hohes Fieber
- verschwitzte und heiße Haut
- hochrotes Gesicht
- rechte Ohrspeicheldrüse ist besonders angeschwollen
- verstärkter Puls in der Halsschlagader

Verschlechterung: abends und durch Kälte
Besserung: im Sitzen

Mercurius solubilis D12

- Lymphknoten sind entzündet und schmerzen
- Fieber
- Schüttelfrost
- Mundgeruch

Verschlechterung: nachts und durch Wärme
Besserung: durch kalte Getränke

Phytolacca americana D6

- hart angeschwollene Ohrspeicheldrüsen
- stechende Schmerzen beim Schlucken bis zu den Ohren
- dunkelroter Rachen
- trockener und brennender Hals
- unangenehme Gliederschmerzen

Verschlechterung: in der Nacht
Besserung: durch Wärme

Rhus toxicodendron D12

- linke Ohrspeicheldrüse ist geschwollen
- Fieber und Schüttelfrost
- starke innere Unruhe, insbesondere in der Nacht
- Muskel- und Gliederschmerzen
- Ihr Kind fühlt sich erschlagen

Verschlechterung: durch nasskaltes Wetter und Kälte
Besserung: durch Bewegung und Massagen

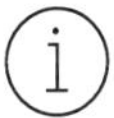

Hinweise bei Mumps:
Da Mumps die Gefahr von bleibenden Schäden birgt, gehen Sie mit Ihrem Kind zum Arzt, wenn ...
- die Drüsen nach 2 bis 3 Wochen wieder anschwellen, denn dies kann ein Hinweis auf einen Rückfall sein.
- Ihr Kind plötzlich nicht mehr richtig hören kann, denn Mumps kann eine bleibende Hörnervschädigung verursachen.
- von Ihrem Sohn ein Hoden geschwollen ist und wehtut, denn Mumps kann die Geschlechtsdrüsen angreifen und eventuell unfruchtbar machen.
- Ihrem Kind übel ist, es starke Bauchschmerzen hat und an Erbrechen leidet, obwohl die Infektion seit einer Woche abgeklungen ist. Die Gefahr einer Bauchspeicheldrüsenentzündung besteht.

Röteln

Durch Tröpfcheninfektion wird das Virus Rubella übertragen, welches sich in den Lymphknoten hinter den Ohren und dem Nacken vermehrt. Aufgrund dessen sind diese stark angeschwollen und schmerzen. Fieber und damit verbundene Gliederschmerzen können auftreten. Ein glühendes Gesicht ist charakteristisch und etwa 2 bis 3 Tage sind rosa-rote Flecken auf der Haut sichtbar, die allerdings kaum jucken. Ist die Krankheit überstanden, so ist eine lebenslange Immunität gesichert.

Bewährte Mittel sind:

Belladonna D6

- Plötzlich hohes Fieber, heiße und verschwitzte Haut, allerdings gleichzeitiges Frösteln
- Hände und Füße sind kalt
- zunehmende rote Flecken auf der Haut sichtbar

Verschlechterung: am Abend und durch Kälte
Besserung: im Sitzen

Calcium carbonicum D12

- Hitzepickelchen an den Wangen
- wunde und nässende Hautstellen, welche eine schleimig-eitrige Flüssigkeit absondern
- prinzipiell schlecht verheilende Haut

Verschlechterung: durch Kälte
Besserung: beim Liegen auf der schmerzhaften Seite

Ferrum phosphoricum D6

➢ Entweder nässende Haut mit gelblich-klebrigen, schlecht riechendem Sekret oder trockene Haut mit weißen, dicken Schuppen

➢ Babys frieren meist

➢ Verstopfungen

Verschlechterung: nachts

Besserung: durch kalte Anwendungen

Scharlach

Scharlach wird durch Bakterien mittels Tröpfcheninfektion, Körperkontakt und auch über Lebensmittel übertragen. Fieber geht mit einer Schwellung der Mandeln einher und diese können außerdem belegt sein. Typisch ist die „Himbeer-Zunge", die hochrot ist. Vor Halsschmerzen ist das Schlucken fast unmöglich. Weiterhin ist auch eine Rötung im Gesicht typisch, in Form eines Schmetterlings. Kinn und Munddreieck sind dabei ausgespart.

Heilmittel sind:

Apis mellifica D6

➢ Stark geschwollene Mandeln und geschwollenes Zäpfchen

➢ kein Durstgefühl trotz trockenem Mund und Hals

Verschlechterung: durch Berührung

Besserung: durch Kühlung

Belladonna D6

➢ schweißige und heiße Haut

➢ plötzlich hohes Fieber, „Himbeer-Zunge" ist sehr auffallend

➢ rote, stark geschwollene und glänzende Mandeln, besonders Schmerzen auf der rechten Seite

Verschlechterung: abends und durch Kälte

Besserung: durch aufrechtes Sitzen

Als vorbeugende Maßnahme, um eine Ansteckung zu vermeiden, kann einmalig Belladonna C30 eingenommen werden.

Phytolacca americana D6

➢ dunkelrote und geschwollene Mandeln, Gleiches gilt für den Rachen

➢ stechende Schmerzen beim Schlucken ziehen bis zu den Ohren

➢ trockener und brennender Hals

➢ verhärtete Lymphknoten am Hals

Verschlechterung: in der Nacht

Besserung: durch kalte Getränke

Dieses Mittel verhindert einen Rückfall.

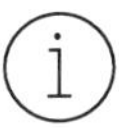

Hinweis bei Scharlach:
Da es sich bei Scharlach um eine meldepflichtige Krankheit handelt, gehen Sie bei Verdacht mit Ihrem Kind zu einem Arzt.

Lassen Sie den Urin Ihres Kindes nach 4 Wochen auf Streptokokken kontrollieren, um eine Nierenschädigung auszuschließen.

Windpocken

Wie der Name schon sagt, kann dieses Virus, verursacht durch Herpes-Zoster, über die Luft übertragen werden sowie über direkten Kontakt. Sobald das Virus ausbricht, erhöht sich die Körpertemperatur und das Kind fühlt sich unwohl. Erst kurze Zeit später ist der Ausschlag mit kleinen roten Flecken sichtbar, die mit der Zeit zu erbsengroßen und juckenden Bläschen werden und mit einer Flüssigkeit gefüllt sind. Achten Sie daher darauf, dass Ihr Kind die Bläschen nicht aufkratzt, denn sie können sich zu einer Entzündung mit Eiter und in der Folge zu unschönen Narben entwickeln.

Sobald sich aus den Bläschen Krusten bilden, fallen diese nach etwa einer Woche ab.

Mittel, die therapiegestützt helfen:

Antimonium crudum D12

- honiggelbe Flüssigkeit in den Bläschen
- später gelbe Krusten
- stark juckende Haut
- Reizbarkeit

Verschlechterung: nach dem Essen
Besserung: durch Ruhe

Belladonna D6

- hohes Fieber
- starkes Schwitzen
- kein Durst
- Hautrötungen brennen

Verschlechterung: durch Kälte
Besserung: durch aufrechtes Sitzen

Rhus toxicodendron D12

- wässriges Sekret in den Bläschen
- starkes Jucken

Verschlechterung: in der Nacht
Besserung: durch Bewegung und Schwitzen

Impfreaktionen

Eine Impfung dient dazu, sich gegen Krankheiten zu immunisieren und davor zu schützen. Dem Körper werden abgeschwächte oder auch abgetötete Erreger gespritzt und dieser bildet dadurch Abwehrzellen. Infolgedessen kann es zu Impfreaktionen kommen, sei es eine rote Einstichstelle, Fieber, Unruhe oder Erschöpfung. Beobachten Sie Ihr Kind und sein Verhalten genau, auch einige Zeit nach der Impfung, da Homöopathika sehr gut spätere Nachwirkungen mildern.

Therapiegestützte Heilmittel sind:

Silicea D12

- erstmaliger Hautausschlag
- bereits existierender Ausschlag verschlimmert sich
- schnell eiternde Haut
- schlechte Heilung

Verschlechterung: durch Kälte
Besserung: durch Wärme

Thuja occidentalis D12

Pusteln an der Einstichstelle

- Fieber
- Neigung zu Schleimhautentzündungen und vergrößerten Mandeln

Verschlechterung: durch Kälte
Besserung: durch kalte Wärme

Zincum metallicum D12

- Unruhe
- Beine können nicht still gehalten werden
- Nervosität
- Erschöpfung
- tagsüber müde, nachts wach

Verschlechterung: bei geistiger Anstrengung und nach dem Essen
Besserung: durch Bewegung

Atemwegserkrankungen und Erkältungen mit Fieber:

Erhöhte Infektanfälligkeit

Ist das Immunsystem schwach, haben Erreger leichten Zugang und können nur noch unzureichend bekämpft werden. Da das Immunsystem von Kindern noch in der sogenannten Lernphase ist, können Umweltbelastungen, Mineralstoff- und Vitaminmangel, unzureichender Schlaf und psychische sowie physische Belastungen das Immunsystem mehr schwächen als das eines Erwachsenen.

Mittel, die helfen:

Barium carbonicum D12

- häufige Erkrankung
- oft stark verschleimte Nase
- Atmung durch den Mund
- geschwollene und schmerzhafte Lymphknoten
- gut genährt von Natur aus
- ängstliches und schüchternes Verhalten

Verschlechterung: durch Kälte
Besserung: durch Gehen

Calcium carbonicum D12

- schnell eingefangene Erkältungen
- Ihr Kind neigt dazu, Krankheiten zu verschleppen
- zum jetzigen Zeitpunkt dickflüssiger Schnupfen
- Erschöpfung
- Schwitzen am Kopf und im Nacken
- Blähungen und aufgetriebener Bauch

Verschlechterung: durch Kälte und Anstrengung
Besserung: im Liegen auf der schmerzhaften Seite

Pulsatilla pratensis D12

- leichtes Fieber
- Verschleimung der Bronchien
- Augeninnenwinkel und Nase
- weißlich oder gelblich-grüner Schnupfen
- Ohrenschmerzen
- Ihr Kind möchte nicht alleine sein und ist weinerlich

Verschlechterung: im warmen Zimmer, nachts und in Ruhe
Besserung: durch Bewegung und an der frischen Luft

Silicea D12

- Ihr Kind ist fast durchweg erkältet
- dünnflüssiger Schnupfen
- Ohrenschmerzen
- Frösteln
- Erschöpfung und Schwäche
- oft chronische Entzündung der Mandeln

Verschlechterung: durch Kälte
Besserung: durch Wärme

Thuja occidentalis D12

- schnell eingefangene Erkältungen
- zäher und grünlich-gelber Schnupfen

- ständiges Frösteln auch bei Gesundheit
- Neigung zu Warzen und Schleimhautpolypen

Verschlechterung: durch Kälte
Besserung: durch Wärme

Fieber/Infekt

Von Fieber spricht man ab einer Körpertemperatur von 38 Grad. Fieber ist in erster Linie dazu da, um krankmachende, hitzeempfindliche Erreger abzutöten, daher sollte es nie wirklich unterdrückt werden, außer, es bleibt über mehrere Tage über 39 Grad. Während der Fieberphase können folgende Mittel den Körper in seinen Abläufen unterstützen:

Aconitum napellus D6

- Infekt durch kalte Zugluft oder kalten Wind
- plötzliches, hohes Fieber mit Schüttelfrost
- heiße und trockene Haut
- Durst auf kalte Getränke
- ängstlich und unruhig

Verschlechterung: durch kalten Wind
Besserung: nach Absondern von Körpersekreten

Belladonna D6

- Infekt durch feuchtkalten Wind
- Zugluft oder zu starke Sonne
- plötzlich hohes Fieber
- Frösteln
- hochrotes Gesicht
- verschwitzte und heiße Haut
- Hände und Füße sind kalt
- Fieberfantasien

Verschlechterung: durch Kälte und abends
Besserung: im Sitzen

Chamomilla recutita D6

- plötzliches Fiebern mit Milchzahndurchbruch
- abwechselndes Frieren und Schwitzen
- eine Wange ist rot und heiß
- die andere Wange ist blass und kalt
- unruhiger Schlaf
- alles tut weh

Verschlechterung: nachts
Besserung: durch lokale Wärme

Ferrum phosphoricum D6

- häufig krank
- überempfindlich und nervös
- trotz Fieber spielt Ihr Kind weiter
- Temperaturanstieg immer zur selben Tageszeit

Verschlechterung: in der Nacht
Besserung: durch kalte Anwendungen

Gelsemium sempervirens D6

- Infekt durch feucht-warmes Wetter im Sommer, durch Überanstrengung oder durch Unterkühlung
- Ihr Kind ist wie betäubt oder gelähmt
- Sommergrippe kündigt sich durch Gliederschmerzen und Frösteln an

Verschlechterung: durch Aufregung und Schreck
Besserung: an der frischen Luft

Pulsatilla pratensis D6

- leichte Temperatur
- gleichzeitige Verschleimung der Bronchien, der Nase und der Augeninnenwinkel
- Ihr Kind möchte nicht alleine sein
- Ohrenschmerzen und Schnupfen

Verschlechterung: im warmen Zimmer
Besserung: an der frischen Luft

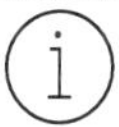

Hinweis:
Da sich insbesondere bei Kindern die Beschwerden häufig ändern, achten Sie auf die Symptome nach den homöopathischen Gaben. Es kann sein, dass diese später auf ein anderes Mittel hinweisen, besonders, wenn bestimmte Organe im weiteren Infektverlauf betroffen sind.

Kehlkopfentzündung

Kehlkopfentzündungen begleiten meist Erkältungen, diese können jedoch auch durch zu viel Schreien oder Überanstrengung in trockenen Räumen auftreten. Die Stimme ist oftmals rau, heiser oder teilweise ganz verschwunden.

Mittel, die helfen:

Aconitum napellus D6

- plötzliche Heiserkeit
- starke Schmerzen
- Ihr Kind ist kaum zu beruhigen
- trockene und heiße Haut
- abwechselnd blass und rot im Gesicht

Verschlechterung: durch kalten Wind
Besserung: nach Absondern von Körpersekreten

Phosphorus D12

- brennender Rachen
- Ihr Kind kann nicht sprechen

Verschlechterung: abends und nachts
Besserung: nach dem Schlafen

Spongia D6

- raue und heisere Stimme
- trockener Husten mit pfeifender Atmung
- nächtliche Hustenanfälle

Verschlechterung: durch Liegen und nachts
Besserung: durch Wärme

Mandelentzündung

Bei der Mandelentzündung sind die Mandeln gerötet, geschwollen und sie schmerzen. Schlucken und manchmal schon das Einatmen tut weh. Die Zunge ist belegt und die Lymphknoten am Hals sind geschwollen. Begleitsymptome sind Fieber, Kopf-, Bauch- und Gliederschmerzen.
Mittel, die helfen:

Apis mellifica D6

- stechende Halsschmerzen
- geschwollene Mandeln und geschwollenes Zäpfchen
- trockener Mund
- kein Durstgefühl

Verschlechterung: durch Berührung und Wärme
Besserung: durch Kühlung

Belladonna D6

- plötzliches Fieber
- klopfende Halsschmerzen
- hochroter Rachen und stark gerötete Mandeln

Verschlechterung: durch Kälte
Besserung: durch aufrechtes Sitzen

Phytolacca americana D6

- starke Halsschmerzen bis zu den Ohren
- schmerzende Lymphknoten am Hals
- Gliederschmerzen
- Brennen im Hals während des Schluckens

Verschlechterung: in der Nacht
Besserung: durch Wärme

Eitrige Mandelentzündung

Mittel, die helfen:

Guaiacum D6

- Stippchen auf den Mandeln (weißliche Masse)
- brennender Hals
- Ohrenschmerzen
- Schmerzen der Lymphknoten am Hals
- schleimiger Husten

Verschlechterung: durch Wärme
Besserung: durch Gegendruck
Guaiacum ist auch ein gutes Mittel zur parallelen Anwendung mit Antibiotikum.

Mercurius cyanatus D12

- starke Halsschmerzen
- penetranter Mundgeruch
- schmerzhafte und geschwollene Lymphknoten
- Fieber
- nächtliches, übelriechendes Schwitzen
- weißlich-graue Beläge auf den Mandeln

Verschlechterung: nachts und bei der kleinsten Anstrengung
Besserung: durch Ruhe
Sollte die ärztliche Diagnose „eitrige Angina" sein, geben Sie zum verschriebenen Antibiotikum noch zusätzlich Mercurius cyanatus, längstens eine Woche lang, ein.

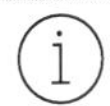

Hinweis:
Riecht Ihr Kind aus dem Mund und können Sie auf den Mandeln weiße Beläge sehen, gehen Sie unbedingt zum Arzt, denn dies deutet auf eine Streptokokken-Angina hin und die Bakterien können Herz und Nieren schädigen.

Praxistipp:
Geben Sie auf ein Baumwolltuch einige Esslöffel warmen Quark und wickeln Sie diesen für etwa 20 Minuten um den Hals Ihres Kindes. Anschließend können Sie den Hals mit einer Lymphsalbe einreiben.

Nasennebenhöhlenentzündung und Schnupfen

Dickflüssiger Schnupfen

Mittel, die helfen:

Hydrastis canadensis D6

- zuerst wässriger und wundmachender Schnupfen, dann wird er zäh und gelblich-grün
- Einatemluft fühlt sich kalt an
- Schleim läuft den Rachen runter

Verschlechterung: durch Wind und Kälte
Besserung: durch Ausscheidungen

Kalium bichromicum D6

- zuerst dünnflüssiger Schnupfen, dann wird er zäh und gelblich
- grobe Krusten in der Nase, die leicht bluten

Verschlechterung: durch Kälte
Besserung: durch Wärme und Essen

Sambucus nigra D3

- trockene Schleimhäute und zu viel Schleim können dazu führen, dass Ihr Kind schlecht Luft bekommt
- vergrößerte Mandeln
- hohl klingender Husten

Verschlechterung: im Schlaf
Besserung: durch Bewegung
Dieses Heilmittel ist besonders gut für Säuglinge und Kleinkinder.

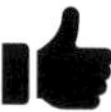

Praxistipp:
Verwenden Sie die Luffa-Nasentropfen oder Nasentropfen mit Meerwasser anstelle chemischer Nasentropfen, welche nur die Symptome behandeln, jedoch nicht die Ursache.

Dünnflüssiger Schnupfen

Redet man von Schnupfen, so ist das Laufen der Nase und das Gefühl, dass diese verstopft ist, gemeint. Verantwortlich sind Viren, die zu einer vermehrten Durchblutung und schlussendlich zu einer Anschwellung des Gewebes führen. Da die Nasenhöhle mit den Neben- und den Stirnhöhlen verbunden ist, können Erreger bis in diese Höhlen durchdringen und eine Entzündung verursachen. Schmerzen in der Stirn, den Augenhöhlen und in den Wangen können die Folge sein. Das Sekret aus der Nase ist meist grünlich oder gelb und sehr zäh.

Mittel, die helfen:

Allium cepa D6

- Wässriger, scharfer Schnupfen
- wunde Nasenlöcher
- häufiges Niesen
- drückende Stirnkopfschmerzen

Verschlechterung: abends und im warmen Zimmer
Besserung: im Freien

Ferrum phosphoricum D6

- Ohrenschmerzen
- dünnflüssiger Schnupfen
- leichtes Fieber
- raue Stimme
- Ihr Kind macht keinen kranken Eindruck, sondern ist nur erschöpft

Verschlechterung: nachts und durch Bewegung
Besserung: durch kalte Anwendungen

Nux vomica D6

- tagsüber läuft die Nase,
- abends ist die Nase verstopft
- kälteempfindlich
- schnelles Frieren
- schlechte Laune

Verschlechterung: durch Essen und Kälte
Besserung: durch Wärme

Schleimiger Husten

Husten ist meist eine Begleiterscheinung von Erkältungen oder Fieberinfekten. Während der erste Husten meist trocken ist, bildet sich im weiteren Verlauf Schleim, welcher abgehustet werden sollte. Es kann zu rasselnden Geräuschen während der Atmung kommen.

Mittel, die helfen:

Antimonium tartaricum D6
- rasselnder Schleim auf den Bronchien
- schwer abhustbarer Schleim
- geschwollene und weiß belegte Zunge
- Übelkeit und Erbrechen als begleitende Symptome

Verschlechterung: bei feucht-kaltem Wetter und durch Liegen
Besserung: durch Abhusten und im Sitzen

Coccus cacti D6
- Hustenanfälle mit Atemnot
- dicker, zäher Schleim beim Abhusten

Verschlechterung: morgens und durch Wärme
Besserung: durch kalte Luft und kalte Getränke

Ipecacuanha D6
- zunächst trockener, krampfartiger Husten, später Rasselgeräusche durch Schleim
- erschwertes Abhusten
- Übelkeit, Erbrechen und Erschöpfung

Verschlechterung: durch Bewegung
Besserung: durch Ruhe

Trockener Husten

Mittel, die helfen:

Bryonia dioica D6
- immer schlimmer werdender Reizhusten
- starke und stechende Schmerzen beim Husten

Verschlechterung: durch Bewegung
Besserung: an der frischen Luft

Drosera D6
- permanenter Hustenreiz durch Kitzelgefühl im Kehlkopf
- krampfhafte Hustenanfälle
- stechende Schmerzen
- Würgereiz
- Nasenbluten und Erbrechen

Verschlechterung: nachts und im Liegen
Besserung: im Sitzen

Rumex crispus D6

➢ unaufhörliches Kitzelgefühl im Kehlkopf
➢ schmerzhaftes Wundheitsgefühl
➢ zunächst trockener Husten, dann dünnflüssiger Schleim

Verschlechterung: durch tiefe Einatmung
Besserung: durch Wärme

Spongia D6

➢ pfeifende Atmung
➢ bellender Husten
➢ nächtliche Hustenanfälle
➢ Erstickungsgefühl

Verschlechterung: durch Bewegung
Besserung: durch Ruhe

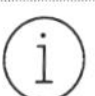

Hinweis:
Begleitet Fieber den Husten, gehen Sie mit Ihrem Kind zu einem Arzt, da die Gefahr einer Lungenentzündung besteht, sollte die Erkrankung verschleppt werden.

Kopf- und Ohrenschmerzen

Kopfschmerzen

Ab dem sechsten Lebensjahr kann es immer wieder vorkommen, dass Kinder unter wiederkehrenden Kopfschmerzen leiden, durch Stress, Überlastung, aber auch durch Konflikte. Mit Kopfschmerzen verarbeiten Kinder diese Ursachen. Doch auch ungesunde Ernährung kann zu Kopfweh führen, aufgrund der chemischen Zusatzstoffe.

Mittel, die helfen:

Calcium phosphoricum D12

➢ mit Konzentrationsstörungen und Erschöpfung gehen Kopfschmerzen einher, durch beispielsweise langen Schulunterricht oder schnelles Wachsen Ihres Kindes

Verschlechterung: durch Kälte und Wetterumschwung
Besserung: durch warmes Wetter

Gelsemium sempervirens D6

➢ Kopfschmerzen von Nacken bis zu Stirn und Schläfen
➢ Schwindelgefühl
➢ Müdigkeit und Benommenheit

Verschlechterung: durch Schreck und Aufregung
Besserung: an der frischen Luft

Haplopappus baylahuen D3

- niedriger Blutdruck und eventuell Pubertät
- Flimmern vor Augen
- Schwindel
- Konzentrationsschwäche
- Erschöpfung und Mutlosigkeit

Verschlechterung: vormittags
Besserung: in Ruhe

Kalium phosphoricum D6

- Konzentrationsschwäche, aufgrund langen Lernens
- Kopfschmerzen
- Müdigkeit
- Erschöpfung
- Schweißausbrüche durch minimale Anstrengung und Angst davor, etwas nicht zu schaffen

Verschlechterung: morgens und durch Essen
Besserung: durch Wärme und Ruhe

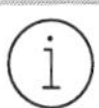

Hinweis:
Da bei Kindern zunehmend Migräne diagnostiziert wird, nehmen Sie die Schmerzen Ihres Kindes ernst und gehen Sie gegebenenfalls zum Arzt.

Mittelohrentzündung

Infolge eines Infekts oder auch den klassischen Kinderkrankheiten treten Mittelohrentzündungen häufig auf. Durch die Verbindung der Nase mit dem Rachen und dem Mittelohr treten die Erreger ein und verursachen so die Entzündung. Zu den typischen Symptomen gehören starke Ohrenschmerzen und Fieber, bei Kleinkindern oft noch Durchfall und Erbrechen. Es kann zu Eiter kommen, was durch ein gebildetes Loch im Trommelfell nach etwa 2 bis 3 Tagen nach außen abläuft.

Mittel, die helfen:

Belladonna D6

- Entzündung durch feucht-kalten Wind oder durch Zugluft
- plötzlich heftige Ohrenschmerzen
- hohes Fieber
- rotes und heißes Gesicht

- Schwitzen und Fantasieren

Verschlechterung: abends und durch Kälte
Besserung: beim Rückwärtsbeugen

Ferrum phosphoricum D6

- hohe Infektanfälligkeit
- gerötetes Trommelfell und klopfende Schmerzen
- leichter Temperaturanstieg zur selben Tageszeit

Verschlechterung: in der Nacht
Besserung: durch kalte Anwendungen

Eitrige Mittelohrentzündung

Mittel, die helfen:

Capsicum annuum D6

- heißes Ohr und sehr starke Schmerzen
- geräuschempfindlich, aber Ihr Kind hört dennoch schlecht

Verschlechterung: durch Berührung und Zugluft
Besserung: durch Wärme

Pulsatilla pratensis D6

- sehr starke Ohrenschmerzen
- weißlich-gelblicher Schleim aus der Nase
- gelbliches Sekret in den Augeninnenwinkeln
- Ihr Kind weint viel

Verschlechterung: durch Wärme und Ruhe
Besserung: durch Bewegung

Silicea D12

- weißlich-gelbes Sekret läuft aus dem Ohr, selbst, nachdem die akute Entzündung abgeklungen ist

Verschlechterung: durch Kälte
Besserung: durch Wärme

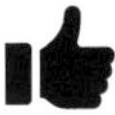

Praxistipp:
Legen Sie Ihrem Kind fein geschnittene, frische Zwiebeln in einem Mulltuch auf das Ohr, dies hilft gegen Ohrenschmerzen. Lassen Sie die Zwiebeln mindestens eine halbe Stunde auf dem Ohr, gerne auch länger.

Magen-Darm-Erkrankungen

Blähungen

Kommt es im Magen-Darm-Trakt zu einer Ansammlung von Gasen, äußert sich dies in Blähungen. Entstehen können die Gase während des Verdauungsprozesses und durch Schlucken von Luft beim Essen. Treten häufig Blähungen auf, kann dies auf eine Nahrungsmittelunverträglichkeit hindeuten.

Mittel, die helfen:

Chamomilla recutita D12

- ➢ regelmäßig auftretende Blähungen und Durchfall
- ➢ Schmerzempfindlichkeit, vor allem beim Milchzahndurchbruch
- ➢ Ihr Kind möchte auf den Arm, aber direkt danach wieder runter

Verschlechterung: abends und in der Nacht
Besserung: durch lokale Wärme

Lycopodium clavatum D12

- ➢ stark aufgeblähter Bauch
- ➢ heftige und kolikartige Bauchschmerzen
- ➢ starkes Aufstoßen
- ➢ hörbare Darmgeräusche

Verschlechterung: nach dem Essen
Besserung: an der frischen Luft

Ocoubaka D3

- ➢ Blähungen und Durchfall entweder nach einer Umstellung der Ernährung, durch eine Unverträglichkeit oder durch eine Nahrungsmittelvergiftung
- ➢ wenig Appetit

Verschlechterung: durch Tabakrauch
Besserung: durch Verzicht auf Nahrung

Durchfall, Erbrechen und Magenverstimmung

Nicht nur infolge eines verdorbenen Magens erbrechen Kinder, sondern auch häufig als Begleiterscheinung anderer Erkrankungen. Mit dem Erbrechen gehen auch oft Frösteln, Schweißausbrüche, eine belegte Zunge und Blässe einher. Säuglinge können durch häufiges Erbrechen auf eine Milchunverträglichkeit oder eine Mageneingangsverengung hinweisen.

Bei Durchfall gibt es unterschiedliche Ursachen. So kann eine Nahrungsmittelunverträglichkeit oder eine Virusinfektion verantwortlich sein, aber auch Nervosität kann dazu führen. Hält der Durchfall über einen längeren Zeitraum an oder kommt er immer wieder, kann ein Wurmbefall oder eine Darmschleimhautentzündung die Ursache sein.

Mittel, die helfen:

Aethusa cynapium D6

- Spuck-Kind
- nach der Nahrungsaufnahme kommt es zum Erbrechen
- direkt danach wieder Verlangen nach Essen

Verschlechterung: durch Wärme und im Sommer
Besserung: an der frischen Luft
Dieses Heilmittel ist besonders gut bei einer Milchunverträglichkeit.

Arsenicum album D12

- brennender Durchfall, der Wasser ähnelt
- wunder After
- schwach auf den Beinen
- Ihr Kind ist ausgezehrt und mager
- riesengroßer Durst
- Ekel vor Essensgerüchen

Verschlechterung: durch Kälte und nach Mitternacht
Besserung: durch Wärme und an der frischen Luft

Chamomilla recutita D6

- Erbrechen, grünlich und übelriechender Durchfall
- starke Bauchschmerzen
- Ihr Kind ist kaum zu beruhigen
- eine Wange ist rot und heiß, die andere Wange ist blass und kalt
- Blähungen riechen nach faulen Eiern

Verschlechterung: durch Aufregung und Ärger und in der Nacht
Besserung: durch lokale Wärme

Dioscorea villosa D6

- Kolikartige Bauchschmerzen strahlen in alle Bereiche des Körpers

Verschlechterung: durch Liegen
Besserung: durch Überstreckung und aufrechtes Stehen

Ipecacuanha D6

- anhaltende Übelkeit nach schwer verdaulichem Essen
- keine Erleichterung nach Erbrechen
- krampfartige Bauchschmerzen

Verschlechterung: durch Bewegung
Besserung: durch Ruhe

Ocoubaka D3

- Durch eine Nahrungsmittelunverträglichkeit kommt es zu Brechdurchfall oder auch durch Antibiotika, eine Klimaumstellung und eine Ernährungsumstellung

Verschlechterung: durch Tabakrauch

Besserung: durch den Verzicht auf Nahrung
Da das Heilmittel die Darmflora reguliert, sollte es nach einem akuten Brechdurchfall für die Heilung gegeben werden.

Pulsatilla pratensis D6

- Druck- und Völlegefühl sowie Brechdurchfall aufgrund von fettigen Speisen, zu viel Eis oder Kuchen und zu viel durcheinandergegessenen Nahrungsmitteln

Verschlechterung: durch Wärme
Besserung: durch Bewegung

Rheum D6

- breiiger Stuhl
- Bauchkrämpfe
- Erbrechen durch den Verzehr von unreifem Obst
- Ihr Kind riecht säuerlich
- Unruhe und schlechte Laune

Verschlechterung: in der Nacht und im Sommer
Besserung: durch lokale Wärme
Besonders bei Säuglingen und Kleinkindern hat sich dieses Heilmittel bei Durchfall bewährt.

Veratrum album D6

- Brechdurchfall
- Kreislaufbeschwerden
- blasse und kaltschweißige Haut
- innerliches Brennen
- großer Durst auf kaltes Wasser
- große innere Unruhe und Ängstlichkeit

Verschlechterung: durch Aufregung und Anstrengung
Besserung: durch den Verzehr von kalten Getränken und im Liegen

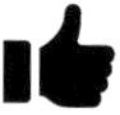

Praxistipp:
Um den Flüssigkeitsverlust während einer Durchfallerkrankung oder dem Erbrechen wieder aufzufüllen, geben Sie Ihrem Kind in kleinen Schlucken eine Elektrolyt-Lösung aus der Apotheke. Ersatzweise können Sie auch warmen Kamillentee und dünnen schwarzen Tee geben.

Reiben Sie zusätzlich noch einen Apfel oder eine Karotte, da beides den Stuhl eindickt.

Reiseübelkeit

Im Innenohr und im Gehirn findet eine Koordination des Gleichgewichts statt, welche bei Kindern noch nicht reibungslos abläuft. Durch Dreh-, Aufwärts- oder Abwärtsbewegungen kommt es dann zu einem Schwindelgefühl und einer Übelkeit, bis hin zum Erbrechen.

Mittel, die helfen:

Borax D6

- Übelkeit durch Abwärtsgehen, beispielsweise beim Schaukeln oder Liftfahren
- geräuschempfindlich und kein guter Schlaf

Verschlechterung: durch Nässe und Kälte
Besserung: im Freien

Cocculus D6

- Übelkeit
- Schweißausbrüche und Schwindel durch Autofahren
- Erschöpfung und Schwäche

Verschlechterung: durch Essen und nach dem Aufwachen
Besserung: durch Ruhe

Tabacum D6

- Übelkeit und Schwindelgefühl in schlecht gelüfteten Räumen
- Beschwerden durch Abgase

Verschlechterung: durch Bewegung
Besserung: an der frischen Luft und nach Erbrechen

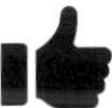

Praxistipp:
Bereits drei Tage vor Antritt der Reise können Sie Ihrem Kind das Mittel verabreichen und während der Reise 4- bis 5-mal jeweils 3 Globuli im Drei-Stunden-Abstand geben.

Verstopfung

Kommt es seltener als alle drei Tage zum Ausscheiden des Stuhls, liegt eine Verstopfung vor, ebenso bei sehr hartem und trockenem Stuhl, der bei Kindern Schmerzen auslöst. Als Ursachen kommen meist ein Flüssigkeitsmangel, eine ballaststoffarme Ernährung und zu wenig Bewegung infrage.
Mittel, die helfen:

Calcium carbonicum D12
- geblähter Bauch
- viel harter und trockener Stuhl
- großer Appetit auf Eier, Teigwaren, Brot und Süßigkeiten
- Milchunverträglichkeit besteht

Verschlechterung: durch Feuchtigkeit, Anstrengung und Kälte
Besserung: durch Wärme

Magnesium chloratum D6
- Verstopfung und Blähungen
- trockener, kleinknolliger und harter Stuhl, oftmals jedoch auch schleimig
- trockener Mund und großer Durst

Verschlechterung: durch den Verzehr von kalten Getränken
Besserung: durch Bewegung

Nux vomica D6
- wenig bis gar kein Stuhlgang, obwohl der Drang da ist

Verschlechterung: durch Kälte und Essen
Besserung: durch Wärme und abends

Opium D12
- kein Stuhldrang, durch heftigen Schreck, Schock oder einer psychischen Belastung hält Ihr Kind alles zurück
- geblähter Bauch, wenn überhaupt, dann sehr harter Stuhl

Verschlechterung: durch Wärme und nach dem Schlafen
Besserung: durch Kälte

Silicea D12
- kalter Schweiß an Kopf und Füßen
- generelle Verdauungsprobleme und schnell eingefangene Erkältungen

Verschlechterung: durch kaltes Wetter und Kälte
Besserung: durch Wärme

Harnwegs-Erkrankungen

Blasenentzündung

Blasenentzündungen kommen durch Bakterien zustande, die über die Harnröhre in die Harnblase gelangen. Meist handelt es sich um eigene Darmbakterien, die nach dem Stuhlgang durch Abputzen von hinten nach vorn vom After in die Harnröhre gelangen. Doch auch Sitzen auf dem kalten Boden, eine Unterkühlung und kalte Füße können eine Blasenentzündung entstehen lassen. Die typischsten

Symptome sind das Brennen während des Wasserlassens und die wenigen Tropfen, die auf der Toilette kommen, trotz Druckgefühl auf der Blase.

Mittel, die therapiegestützt helfen:

Cantharis D6

- heftiges Brennen und starke Schmerzen vor, während und nach dem Wasserlassen
- dunkler Urin
- starker Harndrang

Verschlechterung: durch Bewegung und Berührung
Besserung: durch Wärme

Dulcamara D6

- Blasenentzündung nach Unterkühlung, beispielsweise im Schwimmbad
- Wasserlassen ist mit Schmerzen verbunden

Verschlechterung: durch Nässe
Besserung: durch Wärme

Fabiana imbricata D6

- immer wiederkehrende Blasenentzündung
- allgemeine Schmerzen

Verschlechterung: nicht bekannt
Besserung: durch lokale Wärme

Pulsatilla pratensis D6

- eiskalte Füße nach Spielen im Freien, wenige Stunden später Harndrang mit nur wenigen Tropfen

Verschlechterung: durch Wärme
Besserung: durch Bewegung
Eine Reizblase lässt sich ebenfalls sehr gut mit diesem Heilmittel behandeln.

Solidago virgaurea D3

- ständiger Harndrang nach einem Infekt mit nur wenigen Tropfen in dunkelgelber Farbe

Verschlechterung: durch den Verzehr großer Mahlzeiten
Besserung: nicht bekannt
Dieses Heilmittel ist das Mittel der Wahl, wenn es um die Nachbehandlung einer Harnwegsinfektion mit Antibiotika geht oder eine Infektion immer wieder auftritt.

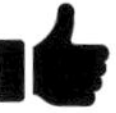

Praxistipp:
Sollte Ihr Kind Fieber und Schüttelfrost als Begleiterscheinung einer Blasenentzündung bekommen und über Rückenschmerzen klagen, stellen Sie es einem Arzt vor, da die Gefahr einer Nierenbeckenentzündung besteht.

Allgemeinbefinden und psychische Probleme

Da bereits im Mutterleib das Kind beziehungsweise die Kinderseele durch die Einstellung der Mutter sowie deren Gefühle geprägt wird und auch der Geburtsvorgang Spuren hinterlassen kann, wird das Gleichgewicht des Kindes bestimmt. Auch Erlebnisse, Ereignisse und das Verhalten der Eltern im Laufe der Zeit zeichnen sich ab und können dazu beitragen, dass das Kind diese nur schwer verarbeitet.

Aufmerksamkeitsdefizitsyndrom

Das Aufmerksamkeitsdefizitsyndrom, kurz ADS genannt, ist eine Konzentrationsstörung und die am meisten beobachtete Verhaltensauffälligkeit bei Kindern. In den meisten Fällen können sich Kinder mit ADS nur schwer auf eine Aufgabe konzentrieren und außerdem sind sie innerlich oft unruhig und situationsbedingt unmotiviert. Um eine Diagnose zu stellen, müssen Symptome mindestens sechs Monate auffallend bestehen.

Mittel, die therapiegestützt helfen:

Agaricus D12

- Stillsitzen ist unmöglich
- Arme und Beine sind ständig in Bewegung, dabei häufig unkoordiniert

Verschlechterung: nach geistiger Anstrengung
Besserung: durch langsame Bewegungen

Gelsemium sempervirens D12

- viele Tagträume
- körperliche Schwäche und Zittern nach Anstrengung

Verschlechterung: durch Aufregung
Besserung: an der frischen Luft

Phosphorus D12

- typischer Klassenclown
- lebhaft
- intelligent
- innerliche Angespanntheit

Verschlechterung: abends und nachts
Besserung: nach dem Schlafen und durch Essen

Stramonium D12

- Aggressives und unangebrachtes Verhalten
- Schreien und eventuell auch Treten anderer Kinder

Verschlechterung: durch Kälte und in Dunkelheit
Besserung: in Gesellschaft und bei Licht

Hinweis:
Sollte Ihr Kind Psychopharmaka nehmen, dann geben Sie das homöopathische Mittel zusätzlich, da die Dosis des Medikaments dadurch verringert werden kann. Besprechen Sie außerdem mit dem Arzt, ob das Psychopharmaka an Wochenenden und in den Ferien abgesetzt werden kann.

Bettnässen

Ist ein Kind älter als fünf Jahre und macht noch regelmäßig ins Bett, spricht man von Bettnässen. Die Ursache befindet sich meist auf seelischer Ebene, wenn das Kind unsicher ist, aufgrund von beispielsweise einer neuen Lebenssituation. Dennoch ist nächtliches Einnässen eine unkomplizierte Entwicklungsstörung.

Mittel, die helfen:

Causticum D12

- Einnässung kurz nach dem Zubettgehen
- seelische Belastungen sind häufig die Gründe
- Ihr Kind ist sehr mitfühlend

Verschlechterung: durch Schreck und Kälte
Besserung: durch Feuchtigkeit und Wärme

Equisetum arvense D6

- Einnässung im ersten Schlaf
- schnelles Frieren
- Reizblase tagsüber

Verschlechterung: durch Kälte und Druck
Besserung: durch Wärme und Hinlegen

Ignatia D12

- Lach- und Weinkrämpfe bei emotionalen Ereignissen
- Gefühl des Ungeliebtseins
- Kummer
- Abwechslung körperlicher und emotionaler Symptome

Verschlechterung: durch Kummer und morgens
Besserung: durch Essen

Plantago major D3

- Einnässung nachts
- tagsüber häufiger Harndrang
- heller Urin
- Ihr Kind trinkt sehr viel

Verschlechterung: nachts und durch Berührung
Besserung: durch Essen

Pulsatilla pratensis D12

- Einnässung vor allem nach einer Situation der Trennung oder fehlender Zuwendung
- kälteempfindlich
- Ihr Kind braucht viel Wärme, sowohl körperlich als auch seelisch, und weint viel

Verschlechterung: vor Mitternacht
Besserung: durch Bewegung und an der frischen Luft

Staphisagria D12

- Einnässung aufgrund eines psychischen Konflikts
- Ihr Kind fühlt sich verletzt und verlassen, beispielsweise bei einem neuen Geschwisterchen oder einer Trennung der Eltern

Verschlechterung: morgens
Besserung: durch Ruhe

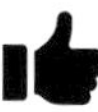
Praxistipp:
Gehen Sie mit Ihrem Kind direkt vor dem Schlafen noch einmal auf die Toilette und geben Sie eine Stunde vorher nichts mehr zum Trinken. Kommt es immer zur selben Zeit zum Einnässen, wecken Sie Ihr Kind eine Stunde vorher, sodass es auf Toilette kann, um dann ruhig wieder einzuschlafen.

Heimweh

Heimweh ist sehr weit verbreitet und sogar im Erwachsenenalter noch bei vielen präsent. Grund ist, dass die heimelige Umgebung und die Menschen, beispielsweise die Eltern, bei einer Klassenfahrt oder einem Feriencamp fehlen und sich dies in Traurigkeit, Schlaflosigkeit und Appetitlosigkeit äußert. Ein passendes homöopathisches Mittel kann dem Kind helfen, sich an die Situation und die neue Umgebung anzupassen, und zudem noch das Selbstwertgefühl stärken.

Mittel, die helfen:

Capsicum annuum D12

- sehr starkes Heimweh
- fehlender Appetit und Schlaflosigkeit
- Schluckbeschwerden und Drang nach Alleinsein

Verschlechterung: im Freien
Besserung: durch Wärme

Ignatia D12

- Heimweh macht sich durch abwechselndes Lachen und Weinen bemerkbar
- oftmals auch hysterisches Schluchzen
- launisch

Verschlechterung: durch Kummer
Besserung: während des Essens

Phosphorus D12

- Ihr Kind ist ein Gefühlsmensch
- geistig rege
- hilfsbereit
- kontaktfreudig
- herzlich
- Angst vor dem Alleinsein

Verschlechterung: abends
Besserung: nach dem Schlafen

Pulsatilla pratensis D12

- durchgängiges, herzzerreißendes Weinen
- Besserung dadurch, in den Arm genommen zu werden

Verschlechterung: durch Wärme und Ruhe
Besserung: an der frischen Luft und bei Bewegung

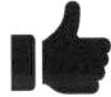

Praxistipp:
Das homöopathische Mittel können Sie Ihrem Kind bereits drei Tage vor dem geplanten Abschied geben.

Konzentrationsstörungen und Lampenfieber

Natürlich ist ein gewisses Maß an Aufregung bei einer Klassenarbeit oder einer Vorführung normal. Sollte das Lampenfieber jedoch in einer ausgeprägten Form auftreten, kann es sein, dass nichts mehr klappt und das Kind sich wie gelähmt fühlt.

Mittel, die helfen:

Argentum nitricum D12
- unkontrolliertes Lampenfieber
- grundsätzliche Nervosität und Ängstlichkeit
- nichts traut sich Ihr Kind mehr zu

Verschlechterung: nachts und morgens
Besserung: durch Liegen auf der linken Seite

Calcium phosphoricum D12
- starke Konzentrationsstörung, einhergehend mit Kopfweh
- durch große geistige Überanstrengung und Anforderungen
- schnelle körperliche Erschöpfung

Verschlechterung: durch Kälte
Besserung: durch warmes Wetter und Essen

Gelsemium sempervirens D12
- Zittern am ganzen Körper
- Black-out
- wie gelähmt
- kein klarer Gedanke
- Sprechen fällt schwer
- starkes Herzklopfen

Verschlechterung: durch Schock und Aufregung
Besserung: an der frischen Luft

Kalium phosphoricum D6
- unkonzentriert
- müde
- erschöpft
- überanstrengt
- sofortiges Schwitzen, wenn etwas verlangt wird

Verschlechterung: durch Essen
Besserung: in Ruhe
Dieses Heilmittel ist gut bei länger andauernden Prüfungsvorbereitungen.

Kreislaufbeschwerden

Kreislaufbeschwerden können durch Wachstumsschübe, aber auch durch mangelnde Bewegung und Übergewicht ausgelöst werden. Typische Symptome sind Müdigkeit, Schwindel, Schwarzwerden vor den Augen und Abgeschlagenheit. Mittel, die helfen:

Acidum phosphoricum D12

- anhaltende Müdigkeit
- kaum belastbar
- schnelle körperliche und geistige Erschöpfung
- rasche Überanstrengung
- Unwohlsein

Verschlechterung: nachts und bei Anstrengung
Besserung: durch Wärme

Ferrum metallicum D6

- schwacher Kreislauf und Kopfschmerzen, vor allem bei Mädchen durch Eisenmangel aufgrund ihrer Periode
- Nervosität und Reizbarkeit

Verschlechterung: durch Ruhe, Schwitzen und bei Mitternacht
Besserung: durch langsame Bewegungen

Haplopappus baylahuen D3

- rasch schwarz vor Augen nach schnellem Aufstehen
- Augenflimmern durch längeres Stehen
- Ohnmachtsanfälle
- Kopfschmerzen

Verschlechterung: vormittags
Besserung: durch Ruhe

Veratrum album D6

- blasse Gesichtshaut
- kalter Schweißausbruch auf der Stirn
- kalter Körper
- Schwächegefühl
- großer Durst auf kaltes Wasser

Verschlechterung: bei Anstrengung
Besserung: im Liegen

Schüchternheit/Ängstlichkeit

Die psychische Weiterentwicklung eines Kindes kann gestört werden, wenn es ein zu großes Maß an Schüchternheit und Ängstlichkeit im Alltag zeigt und mit viel Unsicherheit durch den Tag geht.
Mittel, die helfen:

Lycopodium clavatum D12

- Überspielung der Unsicherheit durch Spaß
- Fremden gegenüber sehr zurückhaltend
- schnelles Gefühl der Kränkung

- bei gleichaltrigen Kindern sehr bestimmend
- Widerspruch wird nicht akzeptiert
- gebeugte Haltung und hochgezogene Schultern

Verschlechterung: in geschlossenen Räumen
Besserung: durch Bewegung

Pulsatilla pratensis D12

- Angst und Zurückhaltung bei dem anderen Geschlecht
- widersprüchliches Verhalten
- Stimmung ist sehr wechselhaft
- weinerlich und manchmal Angst vor dem Alleinsein

Verschlechterung: durch Ruhe und Wärme
Besserung: durch Bewegung und an der frischen Luft

Silicea D12

- große Selbstzweifel und Schüchternheit
- Unentschlossenheit
- Ihr Kind traut sich nichts zu
- lange Zeit Daumenlutscher
- Kauen der Fingernägel und Angst vor Spritzen

Verschlechterung: durch Kälte
Besserung: durch Wärme

Schlafstörungen

Schlafstörungen können auftreten, wenn ein Tag sehr ereignisreich und aufregend war, wenn der Fernsehkonsum zu hoch war oder es zu Problemen im familiären Umfeld kam.

Mittel, die helfen:

Avena sativa D3

- Konzentrationsstörungen
- keine Leistungserbringung mehr
- absolute Erschöpfung
- findet nicht in den Schlaf

Verschlechterung: nicht bekannt
Besserung: nicht bekannt

Cypripedium D6

- Aufwachen in der Nacht und dann Spieltrieb bei Kleinkindern

Verschlechterung: nicht bekannt
Besserung: nicht bekannt

Stramonium D12

- unruhiger Schlaf durch Albträume
- Angst vor Dunkelheit und dem Alleinsein
- möchte Licht im Schlafzimmer

Verschlechterung: in der Dunkelheit
Besserung: bei Licht

Zincum valeriancum D6

- Schlafstörungen durch überaus große körperliche Unruhe
- ständige Bewegung der Beine
- nächtliches Zähneknirschen

Verschlechterung: nicht bekannt
Besserung: nicht bekannt

Schulangst

Nervosität vor Klassenarbeiten sind normal und unbedenklich. Nimmt die Angst jedoch überhand, können die Leistungen darunter leiden, es kommt zu Verhaltensauffälligkeiten, zum Vergessen der Hausaufgaben und durch all dies auch zu körperlichen Beschwerden. Die Angst, die aufgrund von Klassenarbeiten herrscht, kann sich zu einer grundsätzlichen Angst vor der Schule entwickeln.

Mittel, die helfen:

Argentum nitricum D12

- Vor einem schulischen Ereignis kommt es zu Lampenfieber und Albträumen bis hin zu Kopfweh und Durchfall
- Ihr Kind denkt, dass alles schiefgeht

Verschlechterung: in der Nacht
Besserung: beim Liegen auf der linken Seite

Calcium phosphoricum D12

- Kopfschmerzen durch heftiges Lernen
- Ängste vor dem Unterricht und davor, diesem nicht mehr folgen zu können
- Überforderung durch schnelles Wachstum

Verschlechterung: durch Anstrengung
Besserung: durch Wärme

Lycopodium clavatum D12

- Konzentrationsschwäche
- Vergesslichkeit
- häufige Schreibfehler
- schnelles Gefühl der Kränkung
- akzeptiert keinen Widerspruch

- sehr bestimmend anderen Kindern gegenüber

Verschlechterung: in geschlossenen Räumen
Besserung: durch Bewegung

Silicea D12

- Angst vor Misserfolgen
- große Selbstzweifel
- unentschlossen
- introvertiert
- Nägelkauen und Abbeißen der Nagelhaut

Verschlechterung: durch Kälte
Besserung: durch Wärme

Erkrankungen des Bewegungsapparates

Entzündliche Gelenkerkrankungen

Während oder nach einem fieberhaften Infekt, beziehungsweise einem Virus, kann es zu einer Schwellung der Gelenke oder auch mehreren Gelenken kommen, auch bekannt unter dem Namen Gelenkschnupfen.

Mittel, die therapiegestützt helfen:

Apis mellifica D6

- heiß und blass-rotes Gelenk, teigig angeschwollen
- Konturen des Gelenks sind verstrichen
- Flüssigkeit im Gelenk
- keine Berührung gestattet
- stechende Schmerzen
- eventuell leichtes Fieber
- kein Durst
- ruhelos

Verschlechterung: durch Berührung und Wärme
Besserung: durch Kälte

Bryonia dioica D6

- heftige Gelenkschmerzen
- Vermeidung jeglicher Bewegungen
- Schonhaltung
- heißes, nicht geschwollenes Gelenk
- ständiger Durst
- Ihr Kind ist gereizt, sobald man es anspricht
- es möchte alleine sein

Verschlechterung: bei Bewegung
Besserung: durch Ruhe und Druck

Rhus toxicodendron D12

➢ Schmerzen, auch nach Abklingen der Entzündung, vor allem morgens und zu Bewegungsbeginn
➢ Schonhaltung
➢ allgemeine Ruhelosigkeit

Verschlechterung: durch feuchte Kälte und Ruhe
Besserung: durch Bewegung und Wärme

Wachstumsschmerzen

Zwischen dem 3. und 5. sowie dem 8. und 12. Lebensjahr kann es zu Wachstumsschmerzen im Wadenbereich und in den Schienbeinen kommen. Der Grund ist die noch ungewohnte Beanspruchung neuer Muskelgruppen.

Mittel, die helfen:

Calcium phosphoricum D12

➢ ziehende Schmerzen in den Beinen, ohne große vorangegangene sportliche Aktivität

Verschlechterung: durch Anstrengung und Kälte
Besserung: bei warmem Wetter

Harpagophytum procumbens D6

➢ Kniegelenkschmerzen nach intensiver sportlicher Betätigung
➢ Gefühl des Reibens von Knorpeln hinter der Kniescheibe
➢ Entlastungsgang durch starke Schmerzen

Verschlechterung: durch Wetterwechsel und Feuchtigkeit
Besserung: im Liegen und durch Ruhe

Rhus toxicodendron D12

➢ Schmerzen durch körperliche Überanstrengung
➢ Reduzierung der Schmerzen durch langsames Bewegen
➢ eventuell Sportverletzung

Verschlechterung: durch Kälte, Nässe, in der Nacht und in Ruhe
Besserung: durch Bewegung und Massagen

Über die Grenzen der Homöopathie

Auch wenn homöopathische Heilmittel bei vielen Erkrankungen, Alltagsbeschwerden und auch chronischen Krankheiten erfolgreich zum Einsatz kommen, so gibt es auch hier Grenzen, die eine reine Homöopathie nicht zu überwinden vermag.

Selbst ein erfahrener Homöopath kann die Schulmedizin in einigen Fällen nicht ersetzen, sogleich ein Hand-in-Hand-Gehen beider Wege eine wahre Bereicherung sein kann.

So sind lebensbedrohliche Erkrankungen oder Notfälle, wie etwa ein Herzinfarkt, ein Schlaganfall oder ein akut hoher Blutverlust, bei der Schulmedizin in besseren Händen. Im Kapitel Globuli von A bis Z: Einsatzbereiche und Anwendungsgebiete haben Sie bereits eine Auflistung erhalten, welche Mittel bei Notfällen verabreicht werden können. Dies kann eine Unterstützung sein, bis der Notarzt eintrifft oder Sie das Krankenhaus erreicht haben.

Ebenso wenn es um Operationen geht, die nicht durch eine rein homöopathische Behandlung ersetzt werden können, ist eine Grenze erreicht. Beobachten Sie daher auch immer genaustens Ihre Symptome oder die Ihrer Lieben. Krümmt sich Ihr Kind oder Ihr Partner beispielsweise vor Schmerzen, kann es sich um eine akute Blinddarmentzündung handeln, die unbedingt in die ärztliche Verantwortung gehört. Nichtsdestotrotz kann fast alles mit Homöopathie begleitet und zusätzlich unterstützt werden.

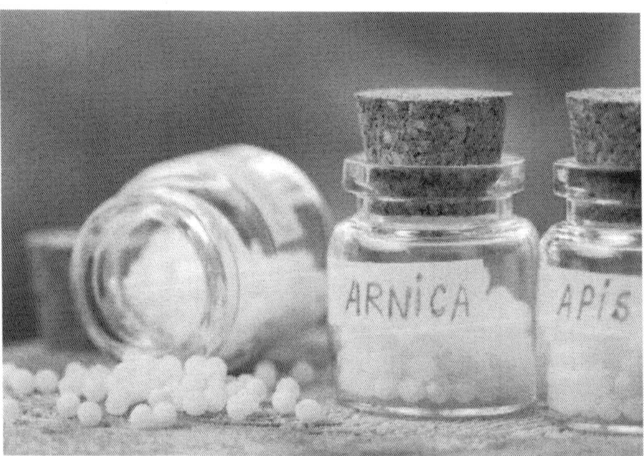

Oftmals sind auch für eine umfangreiche Diagnose einer Erkrankung medizinische Untersuchungsmethoden, wie etwa ein MRT-Gerät oder EKG-Gerät, vonnöten.

Definition: Magnetresonanztherapie
Eine Magnetresonanztherapie wird mithilfe eines sogenannten MRT-Geräts vollzogen. Veränderungen im Körper, wie etwa Entzündungsherde, Verschleiß oder Tumore, können dadurch entdeckt werden, indem jede einzelne Körperschicht durchleuchtet wird.

Mithilfe des Elektrokardiogramms, kurz EKG, werden die Herzschläge und die Reizleitungen aufgezeichnet. Herz-Rhythmus-Störungen oder auch Infarkte können dadurch festgestellt beziehungsweise ausgeschlossen werden.

Konnte anhand dieser Untersuchung eine eindeutige Diagnose gestellt werden, so ist eine Behandlung mit Homöopathika definitiv zu empfehlen.

Weiterhin ist auch eine Grenze bei weit fortgeschrittenen Erkrankungen mit irreversiblen Schädigungen an Organen und Geweben erreicht. Zwar können diese mit homöopathischen Mitteln behandelt werden, um Symptome beziehungsweise Beschwerden zu lindern. Eine vollständige Heilung ist jedoch in den meisten Fällen nicht mehr möglich. Ähnlich sieht es mit Diabetes aus, denn hier ist es zwingend notwendig, die fehlenden Stoffe, wie das Insulin, dem Körper zuzufügen, was jedoch eine homöopathische Therapie unterstützen kann.

Zu beachten ist auch, dass es gewisse Umstände gibt, die den Erfolg einer homöopathischen Behandlung behindern können. Halten äußere Einflüsse, wie etwa Stress auf der Arbeit, privater Stress oder auch der Kontakt mit schädigenden Chemikalien sowie ein Tabak- und Alkoholkonsum an, kann dies der erfolgreichen Therapie im Wege stehen.

Ebenfalls macht es eine Behandlung schwierig, wenn Symptome nicht benannt werden können oder eine Erkrankung keine verwertbaren Symptome hervorruft, die jedoch den bedeutendsten Teil erfüllen, das passende Mittel zu finden.

Wie zu Anfang bereits erwähnt, gilt bei der Homöopathie das Ähnlichkeitsprinzip und die Reizsetzung bei den Selbstheilungskräften. Sobald dies nicht mehr greifen kann, aufgrund einer fehlenden körpereigenen Regulation, sind die Grenzen schnell erreicht. Das heißt, sobald die wertvollen Selbstheilungskräfte so geschwächt sind, kann kein Reiz mehr gesetzt werden.

Um der Homöopathie Ihre Glaubwürdigkeit nicht zu stehlen, ist es sowohl für einen behandelnden Arzt als auch für den Patienten selbst wichtig, zu wissen, wann diese Grenzen erreicht sind.

Bonus 1: FAQ-Globuli

In diesem Bonusteil erhalten Sie nochmals die wichtigsten Informationen und meistgestellten Fragen zum Thema Globuli und Homöopathie.

Welche Dosierung für Erwachsene ist im Akutfall einzunehmen?

Am ersten Tag nehmen Erwachsene 5 Globuli, 5 Tropfen oder 1 Tablette im stündlichen oder zweistündigen Abstand.

An Tag 2 nehmen Erwachsene alle zwei Stunden 5 Globuli, 5 Tropfen oder 1 Tablette.

Am 3. Tag 5 Globuli, 5 Tropfen oder 1 Tablette sowohl morgens, mittags und abends.

Bei den D12-Potenzen nehmen Erwachsene 5 Globuli, 5 Tropfen oder 1 Tablette in den ersten beiden Tagen 4 bis 5-mal täglich ein. Ab dem 3. Tag reduzieren Erwachsene auf 2-mal täglich.

Welche Dosierung für Kinder ist im Akutfall einzunehmen?

Für Kinder gelten dieselben Einnahmezeiten wie für Erwachsene, lediglich folgende Dosierungen sind zu beachten:

- Kleinkinder erhalten 3 Globuli pro Dosis
- Schulkinder erhalten 5 Globuli pro Dosis
- Babys erhalten nur 1 Globuli täglich

Was sollte während einer homöopathischen Behandlung weggelassen und worauf sollte verzichtet werden?

- Kaugummi, Zahnpasta und alles, worin Menthol enthalten ist
- Nikotin, Koffein und Alkohol
- Ätherische Öle, wie in Bädern, Sauna oder Duftlampen
- Medizinischer Tee, wie Pfefferminze und Kamille

Was ist eine Erstverschlimmerung?

Die bestehenden Symptome verschlechtern sich, was als positives Zeichen gewertet wird. Der Körper reagiert und das homöopathische Mittel gibt den Selbstheilungskräften einen Anstoß.

Wann tritt die Erstverschlimmerung auf?

Während im Akutfall die Erstreaktion bereits nach wenigen Tagen auftreten kann, dauert es bei chronischen Beschwerden manchmal etwa zwei Wochen.

Wie lange sollte eine homöopathische Behandlung dauern?

Handelt es sich um eine akute Erkrankung, ist eine Behandlung meist von kurzer Dauer und wird nur so lange fortgesetzt, bis eine deutliche Besserung eingetreten ist. Chronische Erkrankungen können mehrere Monate oder auch Jahre erfordern. Dies richtet sich nach der Schwere der Erkrankung und danach, wie lange diese bereits bestand.

Wie sieht es mit den konventionellen Medikamenten aus, die verschrieben und eingenommen werden müssen?

Eine parallele Therapie kann in jedem Fall unterstützend sein, sollte jedoch unter Absprache mit einem erfahrenen Homöopathen stattfinden, da Nebenwirkungen des schulmedizinischen Medikaments von den Symptomen unterschieden werden müssen. Unter Umständen kann es dadurch zur Wahl des falschen Mittels kommen.

Wie werden Globuli am besten aufbewahrt?

Globuli sollten bestenfalls in einem Apothekerschrank aufbewahrt werden, fernab von Störfeldern wie Handystrahlung, ätherischen Ölen, Hitze und Sonneneinstrahlung.

Wie lange sind Globuli haltbar?

Laut dem Gesetzgeber muss eine Haltbarkeit von fünf Jahren deklariert sein. Bei richtiger Aufbewahrung ist jedoch mit einer deutlich längeren Haltbarkeit zu rechnen.

Was ist eine Potenz?

Die Potenz gibt den Verdünnungsgrad an. Der Buchstabe gibt das Verdünnungsverhältnis und die Zahl zeigt die Verdünnungsschritte an.

So ist bei einer D1 ein Verhältnis von 1:10, das heißt, 1 ml Urtinktur mit 9 ml Alkohol und 10 Schüttelschlägen, vorangegangen. Wird aus dieser D1 erneut ein Verhältnis von 1:10, das heißt, 1 ml Urtinktur wird mit 9 ml Alkohol und 10 Schüttelschlägen vermischt, entsteht daraus eine D2. Diese Verdünnungsschritte werden so lange fortgeführt, bis die gewünschte Potenz entstanden ist.

Welche Potenzen werden wann eingesetzt?

Zur Selbstmedikation und bei akuten Beschwerden eignen sich tiefe Potenzen bis D12 am besten.

Bei chronischen und psychischen Erkrankungen kommen die Hochpotenzen ab D30 beziehungsweise C30 zum Einsatz und gehören daher in erfahrene Homöopathenhände.

Bonus 2: Diese Globuli sollten Sie in der Hausapotheke haben

Unter den vielen verschiedenen Homöopathika, die Sie im Laufe des Ratgebers nun kennen lernen durften, müssen Sie keinesfalls jedes einzelne in Ihrer Hausapotheke haben. Es gibt jedoch einige sinnvolle Mittel, auf die Sie im Falle einer Krankheit sofort zurückgreifen können. Da Sie sich selbst am besten kennen und auch Ihre Familienmitglieder, werden Sie mit großer Wahrscheinlichkeit feststellen können, welche Beschwerden im Alltag häufig eintreten. Leiden Sie beispielsweise häufig an Kopfschmerzen, Ihr Kind an Bauchschmerzen oder Ihr Partner an Kreislaufproblemen, können Sie sich die entsprechenden Mittel besorgen und dann sofort einsetzen, sobald die Beschwerden eintreten.

Nachfolgend erhalten Sie eine Liste mit den wichtigsten, im Alltag auftretenden Beschwerden. Aus dieser Liste können Sie nun Ihre Mittel finden und eine individuelle Hausapotheke zusammenstellen.

Die Dosierungsangaben finden Sie im Kapitel Globuli von A bis Z: Einsatzbereiche und Anwendungen oder für Kinder im Kapitel Praxistipps für die Einnahme von Globuli bei Kindern.

Aconitum napellus D6

➢ bei plötzlichem Fieber und Schock sowie Schlafstörungen, bedingt durch Angst

Allium cepa D6

➢ akut flüssiger Schnupfen und tränende Augen – auch durch eine Allergie

Apis mellifica D6

➢ bei Schwellungen und Insektenstichen sowie Hautausschlägen mit Juckreiz

Argentum nitricum D6

➢ bei Unruhe, Angst, Lampenfieber und Aufregung

Arnica montana D6

➢ das Erste-Hilfe-Mittel bei allen Verletzungen aufgrund der beschleunigten Wundheilung

Arsenicum album D12

➢ bei Erbrechen und Durchfall, Angstzuständen und bei schwächenden Infekten der Atemwege

Belladonna D6

➢ bei plötzlich auftretenden Entzündungen und Fieberinfekten, aber auch bei Sonnenbrand und Sonnenstich

Bryonia cretica D6

➢ bei grippalen Infekten und schmerzhaften Erkrankungen, wie Husten oder Kopfschmerzen, sowie bei Rückenschmerzen

Cantharis D6

➢ bei Hautverbrennungen mit Blasenbildung und auch hochakuten Harnwegsinfekten

Colocynthis D6

➢ bei jeglichen Arten von Krämpfen, seien es Periodenschmerzen oder krampfende Bauchschmerzen

Euphrasia D6

➢ bei Bindehautentzündungen und brennenden Augen

Ferrum phosphoricum D6

➢ bei beginnenden Infekten, wie Ohrenschmerzen oder Fieber, vor allem bei Kindern

Gelsemium sempervirens D12

➢ bei Grippeinfekten, Sonnenstich, Prüfungsangst, aber auch bei Schock, Angst und Gefühlen des Gelähmtseins

Haplopappus baylahuen D3

➢ bei Kreislaufbeschwerden, auch während der Schwangerschaft

Hypericum perforatum D6

➢ bei eingeklemmtem Finger, Nervenschmerzen und Prellungen des Steißbeins

Ignatia D12

➢ bei akutem Kummer und auch bei Regelschmerzen

Ledum palustre D6

➢ bei Stichwunden, Insektenstichen, Bisswunden und Zeckenbissen

Nux vomica D6

➢ bei Übelkeit und Erbrechen, Muskelverspannungen und Kreuzschmerzen

Pulsatilla pratensis D6

➢ Schnupfen mit gelblich-zähem Schleim von einem Nasenloch auf das andere wechselnd, bei Periodenschmerzen und Mittelohrentzündungen

Rhus toxicodendron D12

➢ bei allen Beschwerden des Bewegungsapparats, wie Sportverletzungen, Zerrungen, Prellungen und Überdehnungen, aber auch bei Herpes

Sinnvoll ist auch eine kleine Apotheke für unterwegs, so können Insektenstiche, Verletzungen oder auch Beschwerden im Magen-Darm-Bereich zügig behandelt werden.

In der Taschenapotheke sind diese Mittel am besten:

- Aconitum napellus
- Arnica montana
- Apis mellifica
- Hypericum perforatum
- Nux vomica
- Rhus toxicodendron

Kinder werden mit denselben homöopathischen Mitteln, wie oben aufgelistet, behandelt, es macht dennoch Sinn, diese beiden Homöopathika im Haushalt zu haben.

Chamomilla recutita D12

➢ beim Zahnen, bei Durchfall, Bauchschmerzen und Ohrenschmerzen

Sambucus nigra D6

➢ gegen einen hartnäckigen Schnupfen bei Babys

Natürlich heilen

Mutter Natur gibt dem Menschen alles, was er braucht. Voller Demut sollten wir ihr danken, für die vielen wunderbaren Möglichkeiten und Wege, die sie uns offenbart und bereitstellt. Ein Bewusstsein darüber zu erlangen, macht die Welt schon zu einem besseren Ort.

Schon vor vielen Jahren wussten die Menschen über die heilenden Wirkungen von Pflanzen und Kräutern und wendeten diese an, um Krankheiten zu heilen und Beschwerden zu lindern. Auch Tiere wissen intuitiv, was Ihnen guttut und was sie beispielsweise bei Verdauungsbeschwerden fressen sollten. Samuel Hahnemann hat mit seinen Theorien und Selbstversuchen dieses bereits vorhandene Wissen noch einmal auf ein ganz anderes Level bringen können und durch seine lange Reise das Ähnlichkeitsprinzip und letztendlich damit die Homöopathie ins Leben gerufen.

Sie haben bestimmt feststellen können, wie vielfältig die Homöopathie ist und wie viele unterschiedliche Möglichkeiten gegeben sind. Mit diesem Ratgeber haben Sie nun alles an die Hand bekommen, was Sie benötigen, um Alltagsbeschwerden zu lindern und Krankheiten zu heilen. Die Selbstheilungskräfte spielen hier die entscheidende Rolle. Denken Sie immer daran, sollten Sie Symptome spüren und wahrnehmen, dass diese in Wahrheit Ihre inneren Kräfte sind, die den Körper beschützen und heilen möchten. Unterdrücken Sie sie daher nicht, sondern unterstützen Sie diese, indem Sie sich selbst genau beobachten, dann können Sie Ihre Leitsymptome schnell bestimmen und für sich das passenden Mittel herausfinden.